——协和医生答疑丛书

性病510个怎么办

（第二版）

主　编　郑和义

参加编写人员

郑和义　孙秋宁　何志新　刘跃华
谢　勇　李红春　李　军

中国协和医科大学出版社

图书在版编目（CIP）数据

性病510个怎么办/郑和义编著．—2版．—北京：中国协和医科大学出版社，2004．11

（协和医生答疑丛书）

ISBN 7－81072－596－3

Ⅰ．性…　Ⅱ．郑…　Ⅲ．性病－诊疗－问答　Ⅳ．R759－44

中国版本图书馆CIP数据核字（2004）第105734号

性病510个怎么办（第二版）

——协和医生答疑丛书

主　　编：郑和义
责任编辑：罗卫芳

出版发行：中国协和医科大学出版社
（北京东单三条九号　邮编100730　电话65228583）
经　　销：新华书店总店北京发行所
印　　刷：北京丽源印刷厂

开　　本：850×1168毫米　1/32开
印　　张：8.75
字　　数：190千字
版　　次：2005年1月第一版　　2005年1月第一次印刷
印　　数：1－5000
定　　价：20.00元

ISBN 7－81072－596－3/R·589

前　言

性病是通过性接触引起的一类传染病，全世界各地均有发生，不仅病种较多，流行广泛，而且危害极大，已成为当今世界面临的严重的社会经济和公共卫生问题。自20世纪80年代性病在我国重新出现以来，发病数逐年快速增加，近年来有些地区更以30%的速度增长，其发病率已跃升至我国传染病第三位，仅次于肝炎和痢疾。与此同时，自1985年我国发现首例艾滋病以来，感染者与日俱增，流行区域和波及的人群日趋扩大，目前HIV感染人数达84万，艾滋病病人数8万，形势十分严峻。性病的防治工作将是一个十分艰巨而长期的任务。普及性病艾滋病防治知识，使大家对这类疾病有所警觉，知道怎么预防，知道哪些表现属于性病，有病能及时就医，就能保护自己，乃至保护周围的人。该书第一版出版以来得到读者的好评，但这些年来有关性病艾滋病的诊断和治疗已有很多新进展，为了更准确有效地帮助读者了解更新的性病艾滋病防治知识，我们再版该书，并做了部分修改，增加了许多新内容，能满足广大读者对目前各种性病的最新认识。该书作者均为目前工作在临床第一线的专家教授、主治医师，有丰富的临床经验，他们结合自己多年的工作经验，切合实际地回答了读者经常遇到的各种问题，有助于增强读者的自我保护意识，对性病能早发现、早治疗、早预防。

北京协和医院皮肤科、性病中心

郑和义

2004年7月

目　录

一、概　论

二、梅　毒

三、淋 病

四、非淋菌性尿道炎

五、尖锐湿疣

六、生殖器疱疹

七、软下疳

八、性病性淋巴肉芽肿

九、腹股沟肉芽肿

十、艾滋病

十一、与性病密切相关的疾病

(一)细菌性阴道病

(二)阴道毛滴虫病

(三)生殖器念珠菌病

十二、几种应与性病相鉴别的生殖器皮肤黏膜疾病

一、概　论

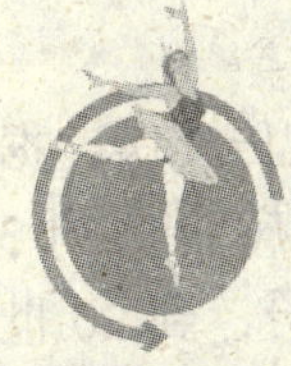

1. 什么是性病和性传播疾病?

性病(venereal diseases, VD)传统观念是指通过性交行为传染的疾病，主要病变发生在生殖器部位。包括梅毒、淋病、软下疳、性病性淋巴肉芽肿和腹股沟肉芽肿五种，曾被称为“花柳病”。近年来随着医学科学的发展和社会性行为的改变，1975 年，世界卫生组织把性病的范围从过去以性交行为为主要传播方式的五种疾病扩展到各种通过性接触可传播的疾病，统称为性传播疾病(sexually transmitted diseases STD)，由于部分患者仅是带菌状态而未发病，故又称为性传播感染(sexually transmitted infection STI)。目前在国外列入性传播疾病的病种多达 20 余种，其中包括传统的五种“经典”性病及非淋菌性尿道炎、尖锐湿疣、生殖器疱疹、艾滋病、细菌性阴道病、外阴阴道念珠菌病、阴道毛滴虫病、疥疮、阴虱和乙型肝炎等。我国卫生部要求重点防治的八种性传播疾病是梅毒、淋病、软下疳、性病性淋巴肉芽肿、非淋菌性尿道炎、尖锐湿疣、生殖器疱疹、艾滋病。

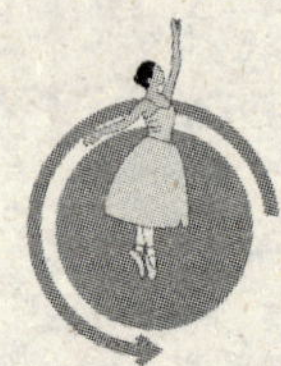

2. 我国性病的流行情况如何?

性病是在世界范围内广泛流行的一组常见传染病，据世界卫生组织估计，全世界每年新发现的性病病例约3.4亿。我国解放前性病曾广泛流行，经积极防治，到20世纪60年代初，全国除个别地区外，性病已基本被消灭。进入20世纪80年代以来，随着旅游业的发展，人口的大量流动，卖淫、嫖娼、吸毒等社会丑恶现象死灰复燃，使得性病在我国再度流行，发病率逐年大幅度上升。近几年，在传染病构成排序中性病仅次于肝炎、痢疾，位居第三位。与此同时，自1985年我国发现首例艾滋病以来，感染者与日俱增，目前感染人数已近百万，流行区域和波及的人群日趋扩大，形势十分严峻。性病的防治工作将是一个十分艰巨而长期的任务。

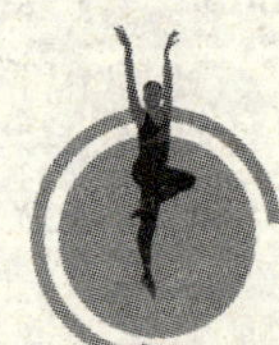

3. 性传播疾病由哪些病原体引起?

其病原体种类很多，它们是：①病毒，如引起尖锐湿疣、生殖器疱疹、艾滋病；②衣原体，如引起性病性淋巴肉芽肿、非淋菌性尿道炎；③支原体，如引起非淋菌性尿道炎；④螺旋体，如引起梅毒；⑤细菌，如引起淋病、软下疳；⑥真菌，如引起外阴阴道念珠菌病；⑦寄生虫，如引起阴道毛滴虫病、疥疮、阴虱等。这些病原体广泛存在于自然界，在适宜的温度下生长繁殖而发病。

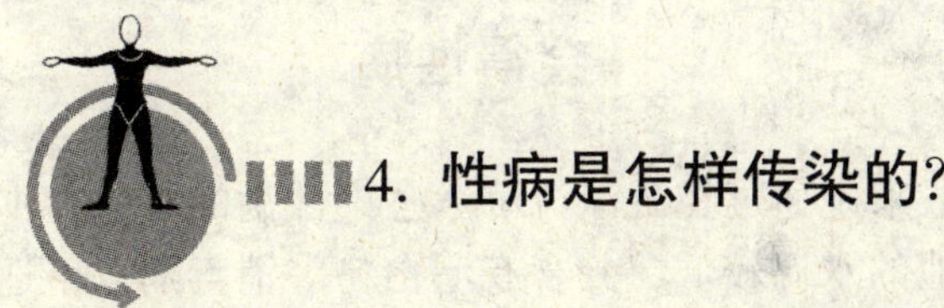

4. 性病是怎样传染的?

主要通过直接性接触传染，即通过各种直接的性接触传染如阴道性交、口交、肛交等，由于性交时一方生殖器病损中存在足够数量的病原体，另一方的皮肤黏膜有可能直接接触到病原体；性交时摩擦易形成皮肤黏膜的损伤，有利于病原体的进入。除性交引起生殖器、肛门直肠、口腔等部位的感染外，其他与性有关的行为如亲吻、相互手淫等也可发生口唇、眼、鼻、乳房、手指等生殖器以外部位的感染，但比较少见。可通过被污染的衣裤、被褥、毛巾、便器、浴盆等经破损的皮肤黏膜接触而间接感染，但一般日常接触如握手、拥抱、进食等是不会传染性病的。此外，性病还可通过血液及胎盘而感染，通过接受污染的血液、血制品、共用注射器、针头，以及胎盘、产道等传染。孕妇患有梅毒时可通过胎盘感染胎儿；妊娠妇女患淋病，由于羊膜腔内感染可引起胎儿感染。分娩时新生儿通过产道可发生淋菌性或衣原体性眼炎、衣原体性肺炎。本病的传播不受自然因素的干扰。

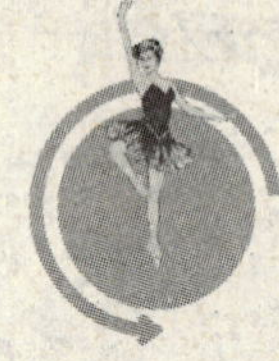

5. 游泳池游泳、洗桑拿会不会得性病?

一般来说通过在游泳池游泳感染性病的可能性不大，因为游泳池的水温较低，并含有漂白粉等消毒剂，不适合淋球菌、梅毒螺旋体等性病病原体存活，即使在游泳池水中含有病原体，也被大量的池水稀释，很难达到感染所需的数量。但是，使用公用浴巾、浴盆、游泳衣等有传染性病的可能。此外，有的游泳池消毒制度不严格或根本不消毒，也可能会传染其他疾病。外出游泳应到卫生条件和管理较好的游泳池去，并注意个人卫生，自带毛巾、游泳衣裤等以防止传染。

桑拿房中的温度很高，大部分性病病原体很快失活，但是在桑拿房温暖湿润的环境中，少数病原菌可以存活一段时间，桑拿者赤身裸体坐在木条上，就有可能染上性病，我们临床就可见到洗桑拿后出现肛周尖锐湿疣的病人，另外，现在有些桑拿屋为顾客提供内裤及毛巾。如果提供的这些物品并非一次性使用，且不进行消毒或消毒不严格，也有传染性病的危险。

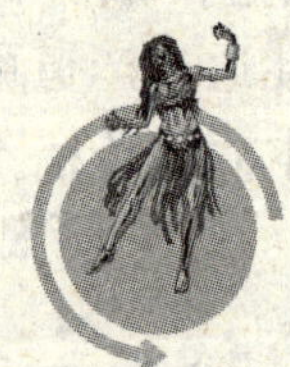

6. 哪些人容易得性病?

所谓高危人群即高度危险的人群。性病的高危人群即极有可能感染性病的人群。他们包括卖淫、嫖娼者，三陪女，吸毒者，多性伴侣者，婚外恋者，同性恋者及性病患者的性伴等。

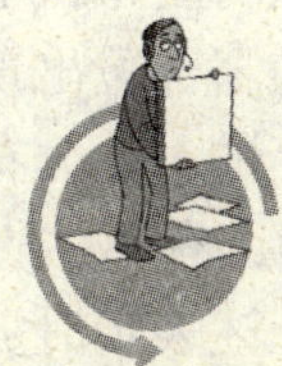

7. 性病对个人和家庭有哪些危害?

性病是一种社会性疾病，具有很大的危害性，患者多为青壮年，不仅能引起个人身心健康的严重损害，而且也危害家庭，有损社会风尚，影响人口素质，性病的蔓延是对人类最大威胁之一。患性病后出现泌尿系统、生殖器的病变，如不及时治疗可合并附睾炎、睾丸炎、前列腺炎、盆腔炎、附件炎等引起不孕不育。性病的另一种危害是对人的心理健康和对家庭、社会的危害。患性病后绝大多数患者表现为紧张、焦虑、不安、自卑。往往造成夫妻间感情破裂。家庭失和、人格的变态，影响着社会的安定与团结。由于性病的危害性大，所以一旦患病，应及时地予以诊断和处理，以免产生严重的后果。

8. 什么情况下应怀疑自己可能得了性病?

由于性病是一组疾病的总称，其症状自然因病而异，感染了性病病原体后，有的人有明显的临床表现，但是，也有的人没有任何表现。一些症状，特别是男女性器官上出现的不适，提示可能感染了性病：男性常常可见尿频、尿急、尿痛及尿道口分泌物；阴囊肿大；女性阴道分泌物异常(增多、颜色发黄、有异味、脓性或血性等)；女性外阴瘙痒，下腹痛；生殖器部位出现水疱、糜烂、溃疡；生殖器部位出现赘生物；腹股沟淋巴结肿大；全身出现不痛不痒的对称分布的皮疹，尤其是在手心、足底出现这样的皮疹。有不洁性行为，或者性伴有性病或怀疑有性病者，出现上述表现时需要及时到医院进行检查。

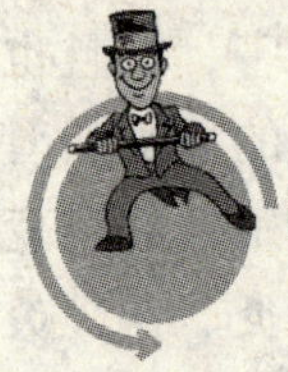

9. 怀疑自己得了性病该怎么办?

由于社会上常把性病与不好的名声联系在一起，所以，有些人怀疑自己得性病后讳疾忌医，不敢到正规医院检查，害怕被他人知道，心理负担重，就悄悄到街头巷尾看小广告找游医或自己上网、查书、到药店买药治疗，结果不仅上当受骗白花很多钱，还贻误病情，产生耐药、并发症、后遗症、心理精神障碍等恶果，造成终身遗憾。例如，早期梅毒治疗不彻底复发可导致晚期损害，出现心血管和神经梅毒。淋病和非淋菌性尿道炎如不正规治疗，虽然症状可好转，但病原菌可潜伏下来，造成复发或持续不愈，在男性病人可并发睾丸炎、附睾炎等；女性可引起慢性输卵管炎和不育症等。因此，怀疑自己得了性病一定要到正规医院的皮肤性病科、泌尿科或妇产科检查治疗。目前，我国大部分医院皮肤科均能诊治性病，而且可以为患者保密，自己应如实向医生反映病史，帮助医生做出正确的诊断。

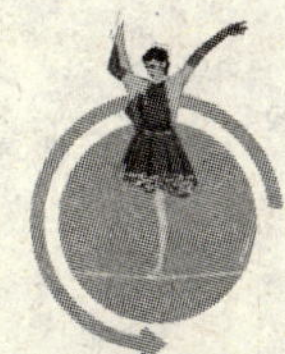

10. 常用正确的性病化验检查方法有哪些?

性病有很多种，每种性病均有几种不同的化验检查方法。这些化验方法的准确性关系到病人能否得到正确诊断和有效的治疗。目前，常用的性病化验方法如下：

(1)淋病：①涂片法，对男性急性尿道炎准确性高，但不适用于女性病人；②培养法，最为准确，尤其适合女性病人。

(2)非淋菌性尿道炎：①涂片法，检查尿道或宫颈分泌物中的中性粒白细胞，方法简便，但不能确定病原体；②沙眼衣原体抗原检测法，简便，但有的检测方法敏感性不高；③支原体培养，较可靠，但是解释结果宜慎重，应结合临床，因为正常人也可能培养阳性。

(3)梅毒：①暗视野显微镜检查，适用于有硬下疳损害的病人；②非螺旋体血清学试验，如快速血浆反应素试验(RPR)：为初筛试验，可有假阳性；③螺旋体血清学试验，如梅毒螺旋体颗粒凝集试验(TPPA)，为梅毒的确证试验，但不能用来判断疗效、随访等。

(4)尖锐湿疣：一般凭临床表现即可诊断，必要时行5%醋白试验和组织病理检查。

(5)生殖器疱疹：一般凭临床表现即可诊断，必要时行单纯疱疹病毒抗原检查。

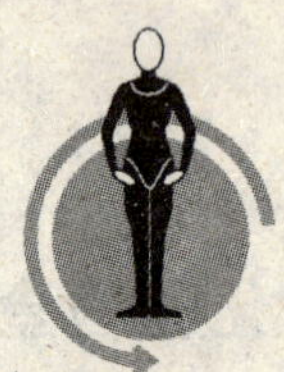

11. 性病能不能治愈?

性病有很多种，有的容易治愈，有的不容易治愈。可治愈或易治愈的性病通常是由细菌、衣原体、支原体、螺旋体等病原体引起的，如淋病、非淋菌性尿道炎、梅毒(早期梅毒)、软下疳等。这些性病使用合适的抗生素治疗，均可达到临床和病原学治愈。不可治愈或难以治愈的性病主要是由病毒感染引起，如生殖器疱疹、尖锐湿疣，艾滋病。但这里所说的“不可治愈”指的是在相当一段时期内不能达到病原学治愈，这些疾病通过治疗可以达到临床治愈。目前的抗病毒药物对引起这些性病的病毒一般只能起抑制作用，短期内尚无法彻底清除，因此感染了这些性病后，虽然可以达到临床治愈，但是病毒仍可能潜伏在人体中，这就是为什么部分病人生殖器疱疹或尖锐湿疣容易复发的缘故。不过，人体对这些病毒可逐渐产生较强的免疫能力，对病毒起抑制作用而对人体不再具有危害。

12. 为什么有的人得了性病总是治不好?

主要原因是：①治疗不当，如使用了耐药药物或不恰当药物，未遵医嘱用药，自行减药、停药或更换药物，酗酒、进食辛辣食物、不节房事等。配偶/性伴未及时治疗造成双方反复感染。有合并感染及并发症，例如，淋病合并衣原体、支原体感染等，由于治疗不及时、不彻底，加上机体抵抗力下降可使感染蔓延，引起前列腺炎、附睾炎、盆腔炎等并发症。尿道黏膜发生水肿、增生，牵拉局部神经出现症状，总觉局部不适。②心理负担过重，多见于反复发作的尿道炎患者，心理负担重，有一定医学知识，了解不少专业知识，越查书越紧张，整天顾虑重重，即使已经治愈，还觉得有各种各样的不适感，如腰酸背痛、下腹隐痛、会阴坠胀、阴囊抽痛、外阴潮湿、皮肤瘙痒、头昏无力及关节疼痛等。症状时有时无，时轻时重，但医生检查并无明显体征，各项化验也正常。引起这种情况的原因，可能是患者因为得病后的精神紧张使自主神经功能失调，或是炎症后的恢复过程，或者是对某种物质过敏等，并不是疾病没有治好。如果经过多次体格检查及化验检查均正常，就不必担心，应适当转移注意力，加强营养与锻炼，或服用一些中药调理一下，会慢慢好起来的。

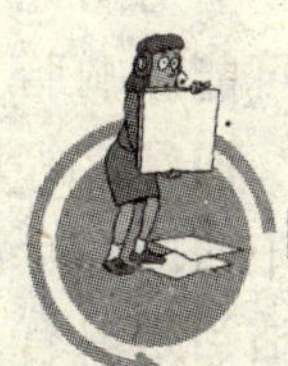

13. 家中有性病病人该怎么办?

如果家中有了性病病人，应采取正确的态度，不歧视，多关心，给予精神安慰和鼓励。通过耐心细致的思想工作，打消病人的顾虑，让病人认识到性病的危害，劝其到正规医院去检查，并如实向医生反映病情，帮助病人遵医嘱完成治疗和随访，主动积极地参与治疗和预防工作；对治疗不规则、疗效不够满意的病人，针对其容易产生悲观失望或急躁情绪，家属要鼓励和安慰他们，帮助病人树立战胜疾病的信心，使其相信只要配合医生，坚持治疗，就会取得较好疗效。在性病未治愈前，要避免房事，勤换衣裤、勤晒被褥，勤通风换气。对病人用过的生活用品可视情况采取阳光曝晒、开水洗烫、消毒药水擦拭等方法清洁消毒。为了避免漏诊和重复感染，对与病人有过性接触的人，以及生活密切接触者如幼女，应带其到医院检查。

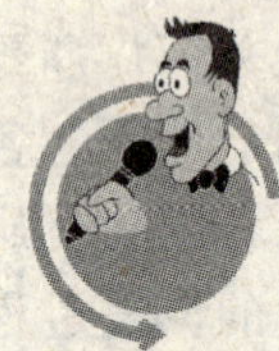

14. 孕妇得了性病该怎么办?

首先应及时到医院检查治疗，由于有些性病如梅毒可通过胎盘传染胎儿；有些性病如淋病、衣原体感染、生殖器疱疹等可通过污染的产道感染新生儿；有些性病还可因妊娠加重，如尖锐湿疣可迅速增多增大。由于某些药物会对胎儿有影响，所以要考虑到孕妇的用药禁忌。例如，可能影响胎儿发育的药物如氧氟沙星、环丙沙星、多西环素、四环素等均不能用，一般采用青霉素、红霉素治疗，以及中西医综合治疗。孕妇必须按医嘱完成治疗，定期复查。可适当采取有关措施，例如，中止妊娠或做剖腹产，但应根据情况决定，并不是所有得性病的孕妇都必须采取这样的措施。有资料表明，早期经青霉素正规治疗的梅毒孕妇所生婴儿基本都是健康的。产妇患尖锐湿疣如不影响分娩可不必剖腹产。若患上生殖器疱疹，应定期做产前检查，一旦确定胎儿感染上疱疹病毒，可考虑中止妊娠。若感染上艾滋病病毒，必须及早中止妊娠。注意个人卫生，怀孕后阴道分泌物增多，加上有性病感染，尤其要注意阴部清洁卫生，需勤换内衣，不穿紧身尼龙裤或连裤袜，以免透气性差使阴部温度增高而易感染。保持局部清洁干燥；尽量不使用公共盆浴；每晚清洗会阴，盆及毛巾个人专用，即使是母女、姐妹之间也不宜合用一盆。室内要经常通风，马桶圈等生活用品经常擦洗，并应节制房事和注意营养与休息等。

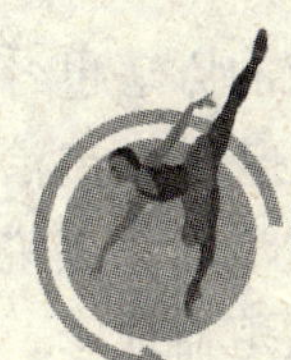

15. 得了性病后影响结婚生育吗？

目前对除了艾滋病外的性病均有许多有效的药物和方法，尤其是早期治疗，往往能在短期内取得显著疗效，因此得了性病后只要不是乱求医、乱治疗，而是经正规医院治疗，一般都会迅速恢复，并不影响结婚和生育。对早期和初发病人，在彻底治愈后，除梅毒患者需观察1～2年外，其他的观察数月无异常即可结婚，但未经正规治疗的病人、性病治愈后又有非法性行为的人、性病未愈的人都必须在婚前到医院接受检查，并根据检查结果由医生确定是否可以结婚或何时结婚。女性感染淋球菌、沙眼衣原体等病原体后，多数人无自觉症状，或者只有白带增多、外阴痒等，她们并不知道自己感染了性病。这时，宫颈部位的病原菌可进一步向上发展，引起子宫内膜炎、输卵管炎、盆腔腹膜炎等盆腔炎性疾病。炎症的后果是输卵管阻塞、粘连和积水，导致不育；患有梅毒的妇女也可能导致不育。男性患有淋菌性或非淋菌性尿道炎，如治疗不及时，在少数病人可引起尿道狭窄，附睾炎、精囊炎，这些部位的炎症会影响精子的贮存、存活和运送，最终导致不育。

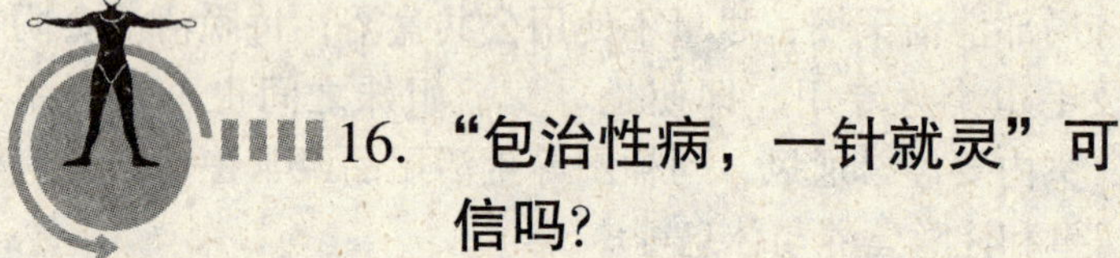

16. “包治性病，一针就灵”可信吗?

性病有多种，其病原菌各不相同，因此治疗的方法也各异。如梅毒主要用青霉素治疗，淋病主要用头孢曲松钠治疗，非淋菌性尿道炎主要用多西环素或阿奇霉素治疗，尖锐湿疣主要用足叶草脂毒素或激光治疗等。对于生殖器疱疹，即使应用抗病毒药物控制，也很容易复发。至于艾滋病，到目前为止尚未研究出有效的治疗方法。由此可见，社会上到处可见所谓对性病“一针就灵，包治包好”的招贴广告都是骗人的，治疗性病不可能“一针就灵”。

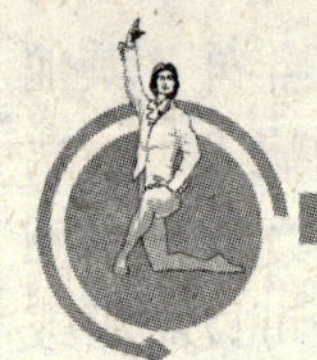

17. 得了一次性病后，将获得终身免疫吗?

人体对性病病原体没有终身免疫，得过一次后如遇传染源还会再感染。因为性病患者的血液中缺乏针对这些病原体的保护性抗体，以致这些致病菌可以反复感染致病。此外，还有一些性病，如艾滋病、生殖器疱疹等，到目前为止，还无根治对策，就更谈不上“终身免疫”了。因此，要想不再染上性病，关键还是靠杜绝不良行为，加强个人防护，正确使用避孕套等。

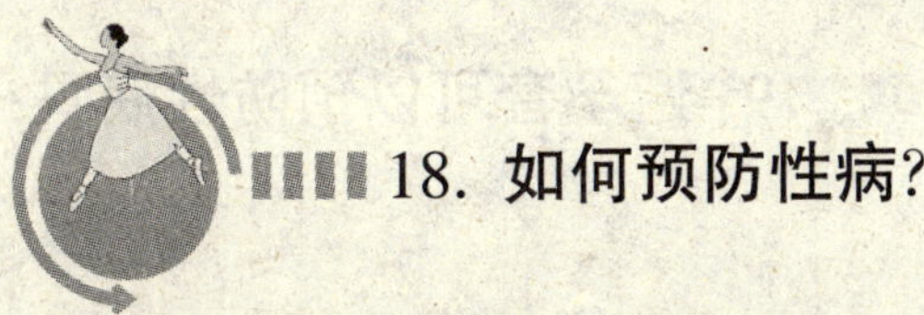

18. 如何预防性病?

性病的发生流行与社会、经济因素密切相关，因此，性病的预防要从社会与个人两方面考虑。①社会预防：加强社会主义精神文明建设和法制建设，净化社会空气，铲除滋生性病、艾滋病的土壤。坚决取缔卖淫嫖娼、吸毒贩毒和淫秽书刊出版物，加强健康教育，使人们对性行为有正确的认识，提倡洁身自爱，抵制社会不良风气，既不做性病的受害者，也不做性病的传播者；②个人预防：提高文化素养，加强道德特别是性道德的修养，洁身自好，防止不洁性行为；采取安全性行为；正确使用质量可靠的避孕套；平时注意个人卫生，不吸毒，不与他人共用注射器、针头；尽量不输血，尽量不注射血制品，有生殖器可疑症状时及时到正规医院就医，做到早发现、早治疗；配偶得性病应及时到医院检查，治疗期间最好不过性生活，需要时使用避孕套；做好家庭内部的清洁卫生，防止对衣物等生活用品的污染，如勤晒勤洗被褥、患者内衣裤不要和小孩的混在一起洗、大人与小孩分床睡、分开使用浴盆、马桶圈每天擦洗等；此外，有人误以为每天冲洗阴部、吃抗生素就可预防性病，是不正确的，容易产生不良后果。

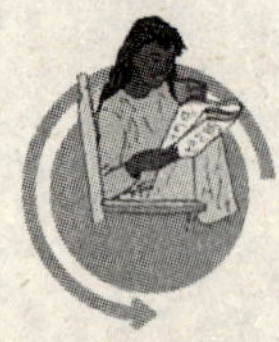

19. 避孕套可以预防性病吗?

避孕套可提供一种物理屏障，避免直接接触性伴的体液或血液，可有效降低性病和艾滋病传播的危险性。但不正确使用或不坚持使用避孕套可使其预防效果大大降低。例如，有时用、有时不用，发生滑脱、破裂，在射精前才戴，避孕套的质量不符合要求，重复使用同一个避孕套或一套多用等，这些不正确的做法都存在着感染的机会。此外，有些性病病原体可能从阴茎、阴道以外的病损部位排出，例如，梅毒的硬下疳可以长在身体的其他部位；尖锐湿疣、生殖器疱疹可以自体接种，也可以长在口腔等部位。所以，避孕套虽有保护作用，但也有一定的局限性。因此，避孕套并不是百分之百的保险，但使用总比不使用好。

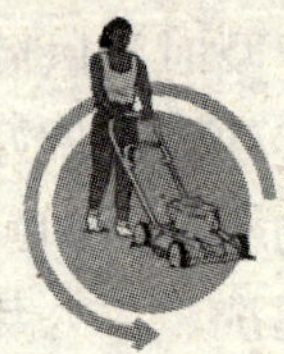

20. 外出旅行如何预防性病?

目前，人们外出旅行机会的不断增多，虽然实际在公共场所通过生活用品传染的性病较少见，但人们还是越来越关注外出时如何预防性病。只要我们注意保持衣物、用具的清洁干燥，创造不适宜病菌生长的温度与环境，采取必要的防护措施就可以达到预防性病的目的。①养成良好的个人卫生习惯：如便后洗手、勤洗澡、勤换衣裤，不使用他人的毛巾、浴盆等；②去公共场所时采取简易有效的隔离措施：如使用坐式马桶，可事先在马桶圈上垫一张草纸，便后弃去并洗手。去公共浴室洗澡或去游泳池游泳时，把自己的衣裤装进自带的塑料袋后再放到公共衣柜里去。不要把自己的衣服尤其是内衣裤与别人的混放在一起。不要借穿别人的游泳衣裤和浴衣，也不要光着下身坐在浴室凳子上，尽量采取淋浴，不使用盆浴。去旅馆住宿时要检查一下被褥、床单是否干净，如有分泌物应请服务员更换。使用公共脸盆时要先用肥皂把盆洗净，有条件时可用开水烫一下再用。在旅馆住宿时最好不与他人同盖一被等。

（郑和义）

二、梅　毒

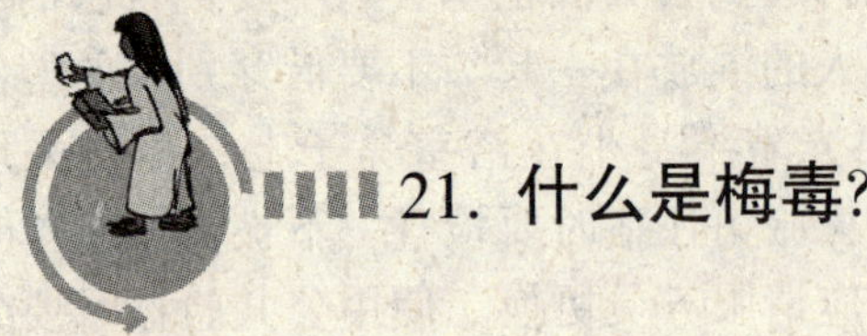

21. 什么是梅毒?

梅毒是由苍白螺旋体感染所引起的一种慢性性传播疾病，是古老而常见的一种性病。病人受到感染后，螺旋体可以播撒到全身、侵犯全身多个器官，产生病变。也可潜伏多年甚至终身没有临床表现。梅毒还可以由母亲通过胎盘血液传给胎儿，从而导致早产、死亡或娩出先天梅毒婴儿。梅毒从传染来源可分为后天梅毒(获得性)和先天梅毒。后天梅毒在长期病程中，由于机体的抵抗力和反应性的改变，症状时显时隐。一般可分为一、二、三期。第一期为下疳期；第二期为发疹期，合称早期梅毒，传染性强；第三期为晚期，传染性小。

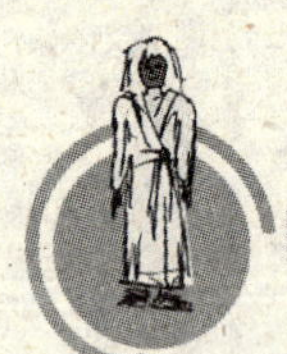

22. 梅毒的病原体是什么?

梅毒的病原体是一种苍白螺旋体，医学上称之为梅毒螺旋体，梅毒螺旋体是一种小而纤细的呈螺旋状的微生物，长度为 5~20nm，直径小于 0.2nm，它有 6~12 个螺旋，肉眼看不到，在光镜暗视野下，人们仅能看到梅毒螺旋体折光性，因其透明不染色而称为苍白密螺旋体。

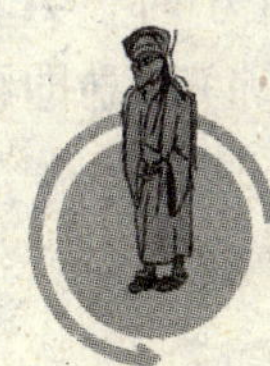

23. 梅毒螺旋体有什么特性?

梅毒螺旋体有吸附特性，对人体的黏膜及皮肤有很强的亲合性，当阴道或阴茎黏膜有轻度损伤时，即会乘虚而入，并能持续存在于人体内。然而，梅毒螺旋体在体外则不易生存。梅毒螺旋体以横断分裂的方式进行繁殖，其复制时间为 30～33 小时。

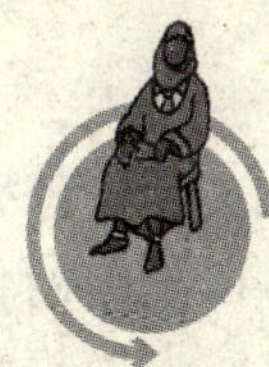

24. 梅毒螺旋体能在人体外生长吗?

梅毒螺旋体不能在人体外生长，但可以将梅毒螺旋体接种于兔子的睾丸，使之发生梅毒性睾丸炎，以此保存梅毒螺旋体菌样及传代，制作梅毒螺旋体血清反应抗原，进行免疫血清学实验和梅毒治疗药物疗效判定等。

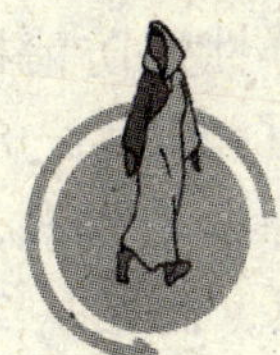

25. 梅毒螺旋体的抵抗力强吗?

梅毒螺旋体在体外不易生存，肥皂水及一般消毒剂均易将其杀灭，比如，用升汞、苯酚或酒精等均可在数分钟内将其杀死。干燥环境下梅毒螺旋体也会迅速死亡。梅毒螺旋体生存的最适宜的温度为37℃，在39℃时能存活4小时，41℃时存活2小时，48℃时存活半小时，100℃(煮沸)时立即死亡。虽然梅毒螺旋体不耐热，但耐寒性强，0℃时能存活48小时，在低温(－78℃)下可存活数年，并能保持其形态、活力及毒力。

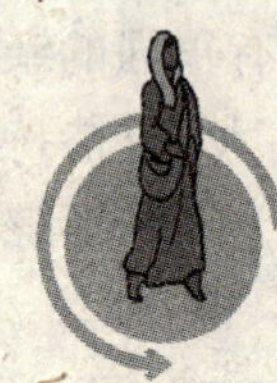

26. 梅毒在我国流行的情况如何？

梅毒是一种古老的性传播疾病，最早在美洲出现，后传入欧洲，17世纪初经广东沿海传入我国，随后蔓延开来，在我国已流行了400多年。解放前，梅毒在我国的传播甚为广泛，据报道，一些大城市皮肤科初诊病人中梅毒发病率达5%～10%，某些少数民族地区发病率更高。那时候梅毒的“知名度”很高，俗称“杨梅疮”、“花柳病”。解放后，我国政府采取了封闭妓院、取缔妓女的果断措施，切断了传播途径，结合大力开展群众性性病防治，只花费了十几年时间就控制了梅毒等性病的流行，1964年，我国宣布基本消灭性病。尔后，撤销了大部分性病防治机构，医学院校也取消了性病课程。然而，到了20世纪80年代，随着我国对外开放，旅游事业的发展等多种因素，梅毒和其他性传播疾病一样，在我国死灰复燃，而且从20世纪90年代开始迅速蔓延，近年来梅毒的发病率更是急剧增加。

27. 梅毒是怎样被传染上的?

梅毒主要是通过直接性接触和怀孕时通过胎盘传染。绝大多数人是通过与梅毒患者性交而被传染上梅毒的。未经治疗的梅毒病人，尤其是在得病的第一年内，在皮肤和黏膜表面有大量的梅毒螺旋体，并且很容易通过性接触者的皮肤和黏膜上的损伤(即使是很细微的肉眼看不见的损伤)而使健康的接触者受到感染。

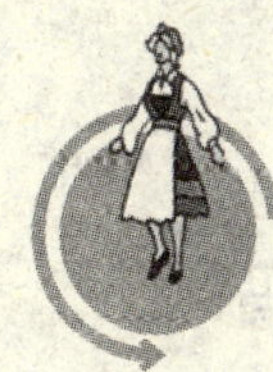

28. 只有性交才能传染梅毒吗?

虽然后天性梅毒有90%以上是通过性交传播的，但仍有少数可以通过非性交的方式感染梅毒，如通过接吻、输血(早期梅毒患者作为供血者)、哺乳等也可直接传染。还有极个别人可能是通过被梅毒螺旋体污染的毛巾、剃刀、烟嘴、餐具、玩具、衣物、医疗器械等物品而间接传染。一般来说，通过日常生活接触传染的机会极小。

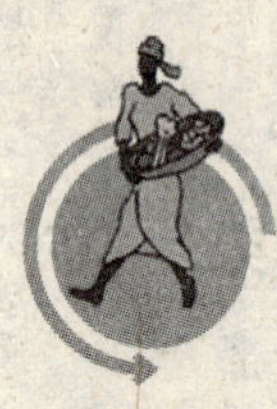

29. 凡是梅毒都有传染性吗?

梅毒的传染性随着病期的延长而减小。一期、二期的梅毒患者都具有传染性，她们的皮肤黏膜损害处有大量的梅毒螺旋体存在；潜伏早期的梅毒患者也有传染性。病程超过 2 年以上时，梅毒的传染性会逐渐减弱，即使与未经过治疗的病程在 2 年以上的梅毒妇女有性接触，一般也不会被传染。病程越长，传染性越小，病程超过 8 年以上者，其传染性已非常小。

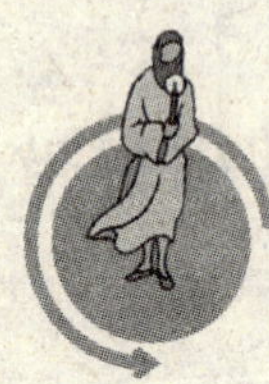

30. 梅毒会传给孩子吗?

梅毒绝大多数是通过不洁性交感染的，又称后天梅毒，在生完孩子之后才患梅毒的夫妻，不容易将梅毒传给孩子。但患有早期梅毒的妇女怀孕后，血液中的梅毒螺旋体可经胎盘传播给胎儿，使婴儿从一降生到人世就患有梅毒，称为先天梅毒。先天梅毒是在母体内被感染的，是胎传，而不是遗传。因为母体的遗传物质染色体和基因并不会携带梅毒的信息，当然也不会遗传给下一代，所以梅毒不会遗传，可以胎传。

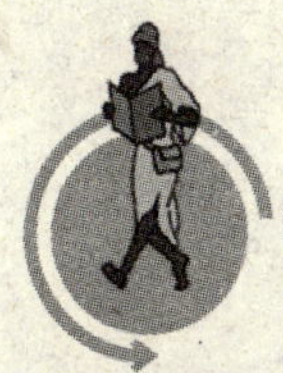

31. 梅毒有哪些表现?

梅毒的表现千变万化，主要表现为生殖器部位的红斑、破溃以及全身的皮疹，一般无明显症状。皮疹可多可少，可轻可重。多数患者在很长一段时期内没有任何症状，但通过抽血化验可以发现。

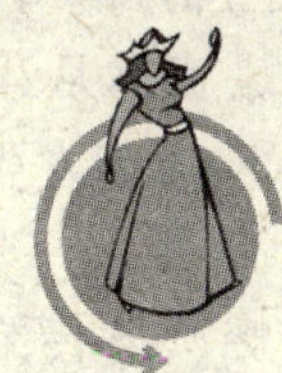

32. 梅毒在临床上如何分类、分期?

根据传播途径可分为后天(获得性)梅毒与先天(胎传)梅毒；根据发病时期又分为早期梅毒与晚期梅毒；根据有无症状又分为显性梅毒和隐性(潜伏)梅毒。

后天梅毒

早期梅毒：病期在 2 年以内。

一期(硬下疳)

二期

早期潜伏

晚期梅毒：病期在 2 年以上。

良性梅毒(皮肤黏膜、骨、眼等)

内脏梅毒(如心血管、肝脏等)

神经梅毒

潜伏梅毒

先天梅毒

早期(小于 2 岁)

晚期(大于 2 岁)

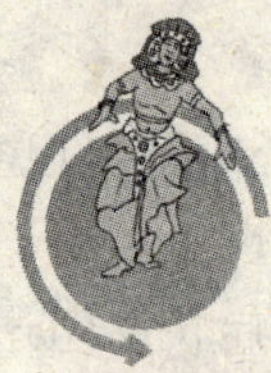

33. 什么是后天(获得性)梅毒和先天(胎传)梅毒?

通过性接触直接传染的称为后天(获得性)梅毒。当性接触时，病人的生殖器等病变部位的梅毒螺旋体从生殖器、口唇、舌部或乳房等处的皮肤或黏膜侵入对方而发生后天梅毒。

由患有梅毒的孕妇通过胎盘血流将梅毒螺旋体传给子宫内胎儿，使其出生时就感染了梅毒的称为先天(胎传)梅毒。

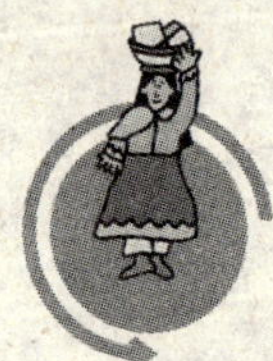

34. 什么是无辜梅毒?

由非性接触传染引起的后天梅毒叫无辜梅毒。它是由于日常生活中的一般接触或输血等直接传染，或者是通过接触沾染了梅毒螺旋体的物品间接传染而引起的，但属于此类的只有极个别。

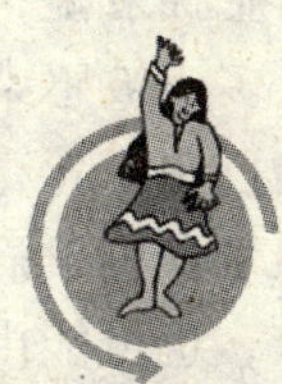

35. 同性恋容易感染梅毒吗?

男性同性恋之间常发生肛门性交，俗称“鸡奸”，是指性行为在男性生殖器与肛门直肠之间进行。由于直肠黏膜及肛周皮肤脆嫩，易在性交时损伤，因此不仅容易感染艾滋病、淋病等，也容易感染梅毒。

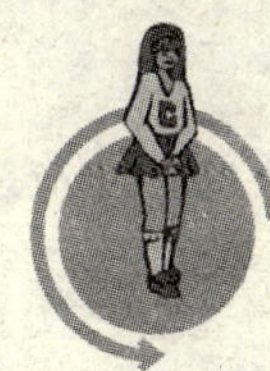

36. 区分早期梅毒和晚期梅毒有什么意义?

病期在 2 年内的后天梅毒，以及年龄小于 2 岁的先天梅毒称为早期梅毒。病期超过 2 年的后天梅毒以及年龄大于 2 岁的先天梅毒称为晚期梅毒。以 2 年来划分早晚期的界限，主要是因为在感染 2 年内梅毒的传染性最强，复发也多在此期间。另外，早期梅毒如果能彻底治愈，对身体危害尚小，而晚期梅毒则疗效较差，对身体的危害也较严重。

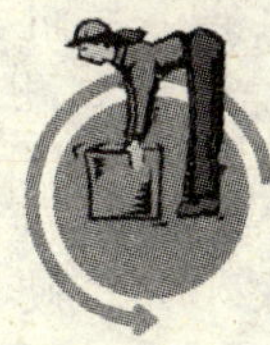

37. 感染梅毒后多长时间发病?

从感染梅毒螺旋体到出现症状的时间称为潜伏期，其长短不一，一般2~4个星期。就出现一期梅毒症状来说，从10天到90天不等。如果感染梅毒螺旋体数量多或被感染者身体状况差，则发病较早。如果同时感染淋病已用了青霉素治疗或用过其他一些抗生素，以及抵抗力较强者，则发病较晚。还有一部分病人可能不出现一期梅毒症状，也可能由于症状极轻而被忽视，直到几个月甚至半年多后才出现二期梅毒的症状。有不少病人也不记得出现过二期梅毒症状，一直以潜伏梅毒的形式存在，只有在检查身体或配偶、性伴发现梅毒后通过抽血化验才被发现。

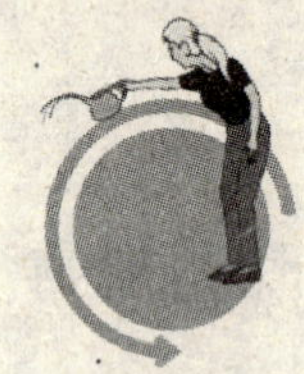

38. 一期梅毒(硬下疳)有什么表现?

一期梅毒主要表现为硬下疳，大部分发生于生殖器部位。硬下疳出现在性交后2~4周，开始时为一丘疹或米粒大小红斑，以后隆起，形成豆大至指头大硬结，多为单发，很快破溃糜烂，有浆液性渗出，渗出液内含大量梅毒螺旋体，故传染性很强。硬下疳的特点是：①触诊有软骨样硬度；②无疼痛及压痛(无继发感染时)；③损害数目通常仅一个；④损害表面清洁；⑤不经治疗，约3~6周自然消失，不留痕迹或留有轻度萎缩性瘢痕，接受不足量抗梅治疗或外用药治疗，可见到不典型的硬下疳。因此，一期梅毒很容易被患者忽视。

硬下疳出现后数天，一侧腹股沟淋巴结肿大，以后另一侧也肿大，这些淋巴结的特点为：①如手指头大小，较硬，彼此散在不融合；②无疼痛与压痛；③表面皮肤无红、肿、热等炎症现象；④不化脓；⑤穿刺液中含有螺旋体。硬下疳初期，大部分病人的梅毒血清反应呈阳性，以后阳性率逐渐增高。硬下疳如出现7~8周后，全部病人血清反应为阳性，硬下疳如不及时治疗，经3~4周自然消失，但病变并未痊愈，处在进入二期梅毒的潜伏期阶段，若此期能得到及时诊断和充分治疗，可迅速达到彻底治愈的目的。

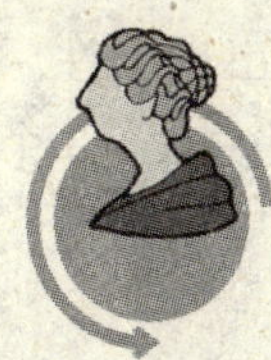

39. 硬下疳可以发生在哪些部位?

绝大多数硬下疳发生在阴部。男性依次为冠状沟，龟头，阴茎，包皮及阴囊。女性常发生在大小阴唇及阴唇联合处。少数发生在阴部以外的下疳，常见部位为女性的乳房，尤其是乳晕及乳头，其次是肛门、口唇、手指等处。

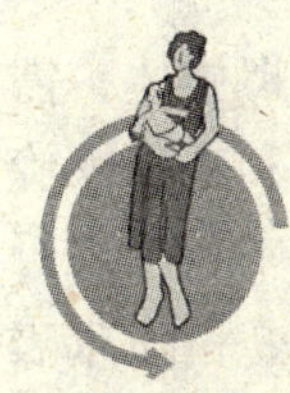

40. 一期梅毒的诊断标准是什么?

确诊一期梅毒需结合病史、临床表现及实验室检查综合判断，慎重做出诊断。

(1)病史：有感染史，潜伏期一般为2~3周。

(2)临床表现：①硬下疳直径1~2cm，圆形或椭圆形，稍高出皮面，表面轻度糜烂或浅溃疡，少许分泌物，呈肉红色或暗红色，不痛不痒，触诊时有软骨样硬度。一般单发也可多发。多见于外生殖器，也可见于肛门、宫颈、口唇、乳房、手指等部位；②腹股沟淋巴结或患部附近淋巴结可肿大，常为数个，大小不等，质硬，不粘连，不破溃，无痛感。③可自行消退。

(3)实验室检查：①暗视野显微镜检查：皮损组织液或淋巴结穿刺液可查见梅毒螺旋体；②梅毒血清学试验阳性。其中，具有特异性的梅毒螺旋体抗原血清试验(FTA－ABS 和 TPHA)在下疳发生后 1～2 个星期后开始出现阳性，非螺旋体抗原试验(RPR)在下疳发生后 3～4 个星期后开始出现阳性。因此，如果临床上怀疑梅毒而血清反应阴性，应当过 1～2 个星期再复查。如果皮疹已出现 1～2 个月但血清反应仍阴性，则可以除外硬下疳了。

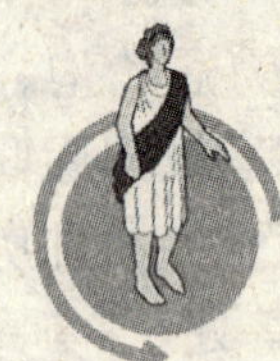

41. 暗视野显微镜下查见螺旋体就能诊断梅毒吗?

因为在生殖器部位及口腔还存在其他非致病螺旋体，需与梅毒螺旋体鉴别的有雅司螺旋体，大齿螺旋体和小齿螺旋体以及生殖器螺旋体等，因此，医生取分泌物样本在暗视野显微镜下查见螺旋体应仔细辨认，还需结合病史和临床表现，最后通过血清反应证实才能做出正确的诊断。

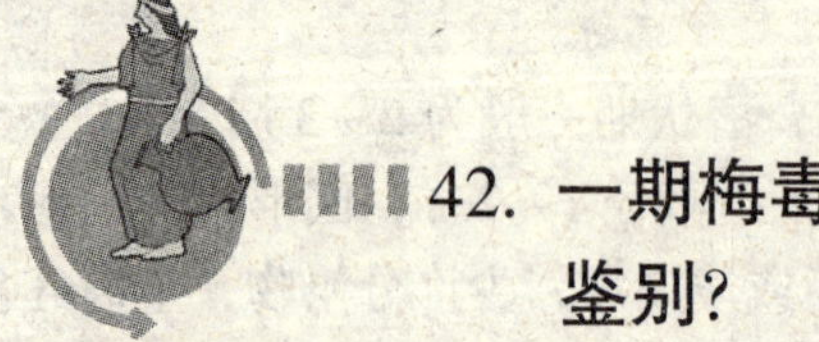

42. 一期梅毒应与哪些疾病鉴别?

硬下疳主要发生在阴部，需与之鉴别的有以下几种性病和皮肤病：软下疳、性病性淋巴肉芽肿、腹股沟肉芽肿、糜烂性龟头炎、固定性药疹、生殖器疱疹、白塞病等。这些疾病具有各自的特点，梅毒血清反应阴性，鉴别不是很困难。

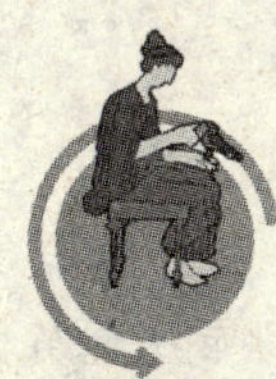

43. 二期梅毒有什么表现?

一期梅毒未经彻底治疗，梅毒螺旋体由硬下疳附近的淋巴结进入血液，在人体内大量播散，使人体几乎所有的组织及器官受累，经过6~8周的潜伏期，可出现低热、头痛、全身不适、肌肉和关节酸痛、食欲不振，浅表淋巴结大、皮肤黏膜疹、骨膜炎、虹膜睫状体炎及脑膜炎等症状，这一段时期，临床上称为二期梅毒。二期梅毒最常见的症状是皮肤黏膜疹，除皮肤黏膜疹外的上述症状常常可轻可重，因人而异，多数人不太明显。二期梅毒皮肤黏膜疹的特征是广泛而且对称分布，但没有不适的感觉，破坏性小，但传染性强。如果手掌、脚掌出现圆形红斑，不痒不痛，这是二期梅毒疹最具特征性的表现。常见二期梅毒疹有以下几种形态：①皮疹。可有斑疹(玫瑰疹)、斑丘疹、丘疹、丘疹性鳞屑性梅毒疹、毛囊疹、脓疱疹、蛎壳状疹和溃疡疹等；②扁平湿疣；③梅毒性脱发；④黏膜损害。二期梅毒疹表现各种各样，千变万化，可以和多种皮肤病的皮疹相似，容易被误诊。

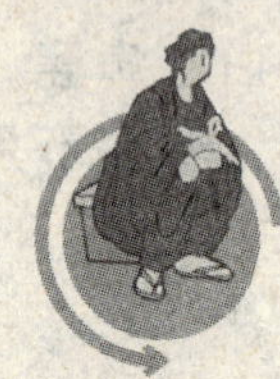

44. 什么是扁平湿疣？

扁平湿疣是二期梅毒疹中具有特征性表现，并且最具传染性的皮肤黏膜疹。主要发生在肛门周围及外生殖器等人体潮湿、易摩擦部位，形态为扁平的斑丘疹，绿豆至黄豆大小，可以互相融合，迅速增大，形成扁平隆起、疣状隆起或乳头状隆起。边界清楚，表面潮湿、往往破溃，从而形成溃疡，溃疡表面常覆盖一层苔藓样被膜，具有恶臭味。自觉症状轻微，可有轻度痒、疼。扁平湿疣内有大量的梅毒螺旋体，传染性极强。梅毒性扁平湿疣应与外阴尖锐湿疣鉴别，后者皮损也呈乳头瘤样增殖，二者单从皮损形态有时不易鉴别，但是，外阴尖锐湿疣系由病毒感染所致，具有不同的组织病理学特征，另外从皮损处也查不到梅毒螺旋体。

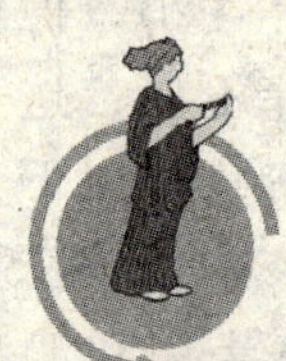

45. 二期梅毒可以脱发吗？

梅毒可以引起脱发，称为梅毒性脱发，属于二期梅毒疹。可能由于梅毒螺旋体侵犯头皮血管，造成毛囊供血障碍所致。常发生于枕部、颞部，呈虫蚀状。梅毒性脱发经抗梅治疗后可以再生，甚至不治疗也可以再生。

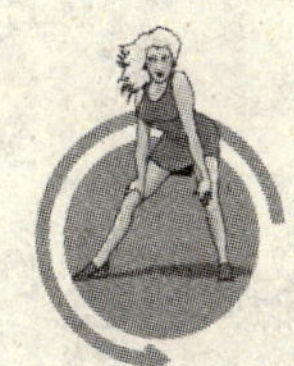

46. 二期梅毒黏膜损害有什么特点?

约1/3的二期梅毒病人可发生黏膜损害，常与皮疹同时发生。黏膜损害表现为黏膜斑及咽炎。黏膜斑可见于7%~12%的二期梅毒患者，主要发生在口腔尤其是舌、唇部，表现为无痛性的圆形浅表糜烂，上覆灰白色渗出物。扁桃体、会厌也可受累，导致声音嘶哑。咽炎见于约25%的二期梅毒患者，表现为咽部和扁桃体弥漫性发红，严重时水肿、糜烂。声带受累时可导致声音嘶哑。虽然咽喉疼痛罕见，但可被警惕性高的医生发现。表现为口腔黏膜损害患者常易被误诊为腺周口疮、白色念珠菌感染及扁平苔藓等。

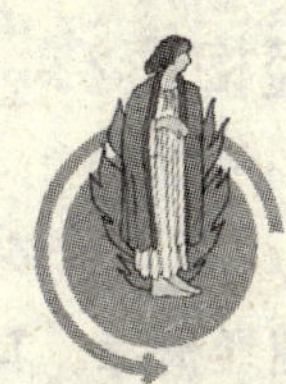

47. 二期梅毒疹容易被误诊为哪些疾病?

二期梅毒疹的形态多种多样，被称为“万能模仿者”，没有经验的医生容易将其诊断为玫瑰糠疹、多形红斑、银屑病、副银屑病、病毒性发疹性疾病、药疹、扁平苔藓、脂溢性皮炎、环状肉芽肿、尖锐湿疣、斑秃及阿弗它溃疡等疾病。但梅毒疹还是有其共有的特点的，如果皮疹很像上述疾病但又不够典型，则应结合病史及梅毒血清化验检查，从而确定或除外梅毒诊断。

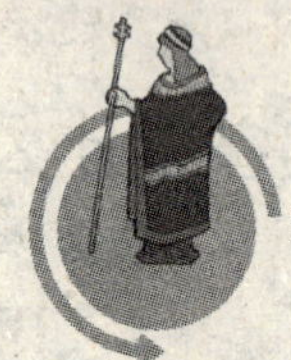

48. 二期梅毒疹不治疗也会自然消退吗?

第一次发生的二期梅毒疹称为早发性梅毒疹，不经治疗在1~3个内可以自然消退，一般不留痕迹，但并不表明梅毒就自动消除了，而是进入了潜伏期，到一定时候还会复发，称为复发性梅毒疹。这种皮疹数目少，而且分布比较局限，仍有传染性。在第1~2年内更容易复发，而且还可以反复数次。有些患者身体抵抗力强，皮疹表现较轻微，容易被忽视。

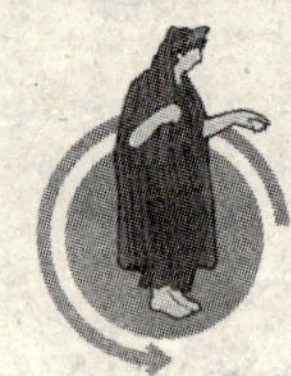

49. 什么是二期神经梅毒?

二期神经梅毒的神经系统损害称为二期神经梅毒。其症状常不明显，容易被忽视。但脑脊液有异常变化，如蛋白增多，淋巴细胞数目增加，脑脊液梅毒血清试验阳性等。患者可以出现视力减弱、神经性耳聋或听力障碍等，还可发生脑膜炎，脑血管梅毒及脑膜血管梅毒等。

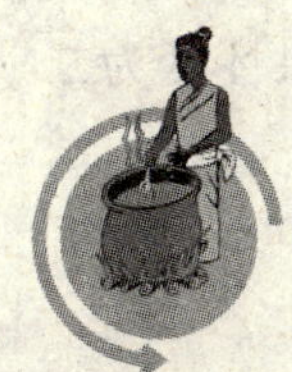

50. 二期梅毒还有哪些危害?

二期梅毒除了主要表现为出现皮肤病损外，还可以侵犯神经系统，少数可引起骨与关节损害、眼睛损害，个别还可引起肝肾损害。

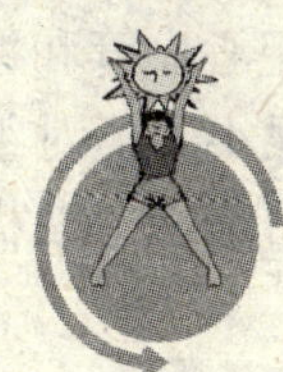

51. 二期梅毒的诊断标准是什么?

确诊二期梅毒应根据病史、临床表现、体检以及化验检查等进行综合分析，慎重做出诊断。

(1)病史：询问有无婚外性接触史，配偶或性伴有无梅毒史，已婚妇女有无流产、死胎、分娩先天梅毒儿史，有无梅毒皮疹史及治疗情况；部分患者可有一期梅毒史。病期在2年以内。

(2)临床表现：①皮疹为多形态，包括斑疹、丘疹、鳞屑性皮疹、脓疱疹等，常泛发对称，掌跖易见暗红斑及脱屑性斑丘疹。外阴及肛周皮疹多为湿丘疹及扁平湿疣等，不痛不痒，头部可出现虫蚀样脱发。二期复发梅毒皮损局限，数目较少，尚可见环形皮疹；②口腔可发生黏膜斑；③全身可出现轻微不适及浅表淋巴结肿大。

(3)实验室检查：①暗视野显微镜检查：二期皮疹，尤其是扁平湿疣、湿丘疹及黏膜斑的渗出液内可查见梅毒螺旋体；②梅毒血清学试验（FTA－ABS、TPHA以及RPR）100%为阳性，其中RPR的滴度在1∶16以上。如果怀疑为二期梅毒疹，但RPR阴性，则可以除外梅毒。

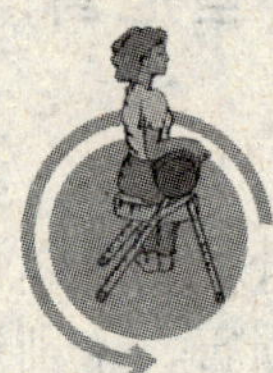

52. 什么是三期梅毒？

三期梅毒又称晚期梅毒，发生于感染2～4年后。多为皮肤黏膜及骨骼的损害，感染10～20年后可侵犯心血管和神经系统等重要脏器，三期梅毒的特点是传染性很小，但对组织的破坏性很大，严重时可危及生命。如果不治疗，三期梅毒病程缓慢，可达10～30年之久。

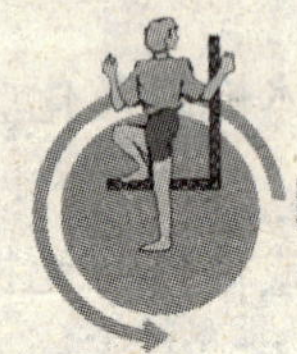

53. 三期梅毒的发生与哪些因素有关？

三期梅毒的发生与机体免疫功能、精神状态、营养及外伤有关，但主要还是与早期梅毒治疗不彻底或未治疗有关。

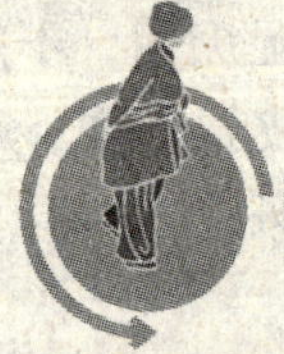

54. 梅毒未经治疗一定会发生三期梅毒吗？

不一定，是否发生三期梅毒因人而异。早期梅毒（包括一期梅毒和二期梅毒)未经过任何治疗，只有30%～40%的病人会发生三期梅毒。

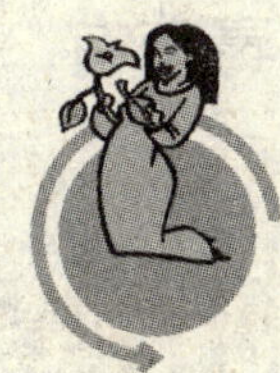

55. 二期梅毒症状越轻就越不容易发生三期梅毒吗?

正相反。由于感染梅毒后机体可以产生保护性免疫力，临床上常常可以观察到二期梅毒损害广泛而严重者，一般不产生晚期活动性梅毒，而症状轻微者以及有梅毒螺旋体慢性病灶者才发生三期梅毒。

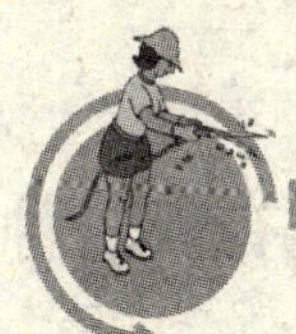

56. 什么是良性梅毒?

指三期梅毒侵犯非致命的组织与器官，如皮肤、软组织、骨骼、软骨或睾丸等。

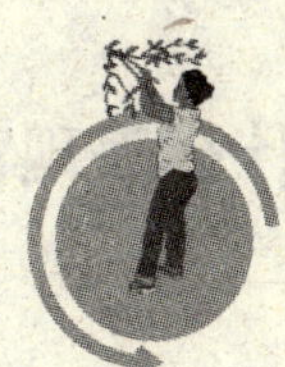

57. 什么是致死性梅毒?

指三期梅毒侵犯致命的组织与器官，如心血管、大脑、神经等容易致残或死亡。

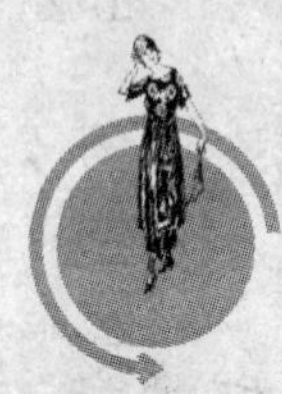

58. 三期皮肤黏膜梅毒疹有什么特点?

三期梅毒的皮肤黏膜损害有以下特点：①有树胶肿(梅毒性肉芽组织)性浸润所致的硬结；②损害数目少，面积大，常限于一处，分布不对称；③炎症现象轻微，不红、不痛；④损害可以形成溃疡，有中心愈合向四周蔓延的倾向，可呈环形、多环形，马蹄形或肾形；⑤损害破坏性大，愈后有萎缩性瘢痕，边缘有色素沉着；⑥损害内梅毒螺旋体极少，不易查到；⑦抗梅毒治疗可使其迅速愈合。

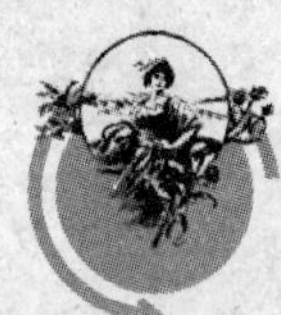

59. 三期梅毒疹主要有哪三种皮疹?

主要有结节性梅毒疹、树胶肿及近关节结节这三种皮疹。

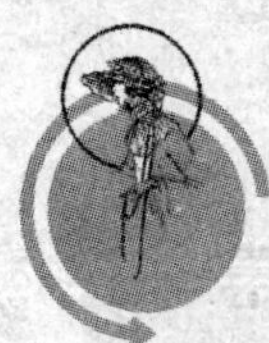

60. 结节性梅毒疹有什么表现?

结节性梅毒疹多发生在感染后 3 ~ 4 年内。临床表现为数十个黄豆大小的皮下结节，呈古铜色，常见于前额、背部及四肢等处。有的可自然消退，留下浅疤痕，边缘又可发生新的小结节。自觉症状轻，病程可达数年。

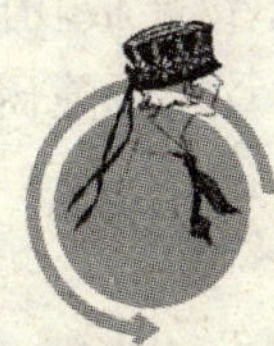

61. 树胶肿有什么表现?

树胶肿开始时表现为皮下小硬结，逐渐增大，与皮肤粘连，呈暗红色浸润性斑块。几星期后可达 4～5 厘米或更大些。中心逐渐软化，成为溃疡，排出脓液，并逐渐变深及扩大，常常一边愈合，一边继续发展，形成肾形或马蹄形的溃疡。其瘢痕常为萎缩性的，薄而软。树胶肿常发生在外伤或化学刺激之后，常见于四肢伸侧，尤其小腿上外侧。数目不多，经半年或更长时间可以自愈。

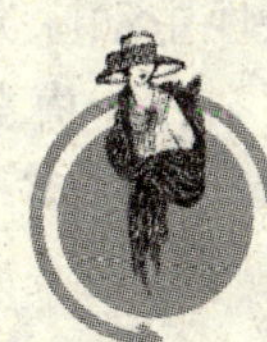

62. 三期梅毒近关节结节有什么表现?

近关节结节是发生在髋、肘、膝及坐骨关节等大关节附近的皮下结节。对称发生，质地坚硬，其上皮肤无炎症，可逐渐增大至直径 1～2 厘米。压迫时稍有痛感，无其他自觉症状。发展缓慢，但不破溃。经抗梅毒治疗后可逐渐消退。

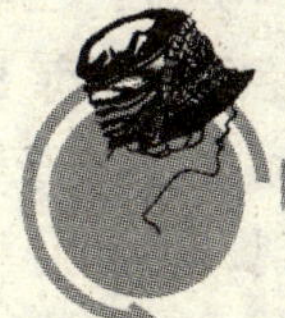

63. 三期梅毒为什么会出现鞍鼻?

鞍鼻是指鼻骨被破坏、消失后鼻梁塌陷，形似马鞍。三期梅毒时上腭及鼻中隔黏膜树胶肿可以侵犯骨质，排出死骨，发生上腭、鼻中隔穿孔，导致鞍鼻。这不仅造成功能受损，还会影响容貌。另外，也可引起呼吸困难及发音障碍。

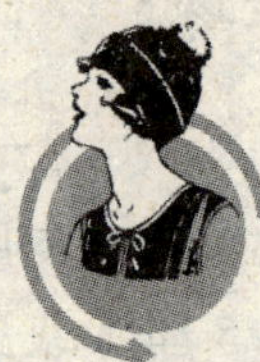

64. 晚期心血管梅毒有什么表现?

心血管系统梅毒属于晚期梅毒，绝大多数发生于后天性梅毒病人，男性病人为女性病人的4~5倍。未经治疗的梅毒病人中约10%可发生心血管梅毒。一般发生于感染后10~30年，严重影响病人的健康及劳动力。是梅毒引起死亡的第一原因。其主要表现有以下5种：①梅毒性单纯性主动脉炎；②梅毒性主动脉关闭不全；③梅毒性冠脉口狭窄；④梅毒性主动脉瘤；⑤心肌树胶肿。

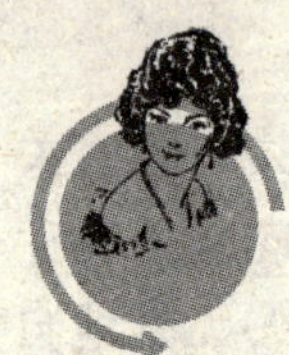

65. 神经梅毒分哪几类?

二期梅毒可以侵犯神经系统，但症状常不明显，二期神经梅毒中有30%以上是无症状的，而晚期神经梅毒只有15%是无症状的。晚期神经梅毒分为3类：①无症状神经梅毒。此类病人无任何临床表现，查体也无异常发现，但脑脊液有异常变化，此变化是由梅毒螺旋体感染所致；②脑膜血管瘤；③脑实质梅毒。

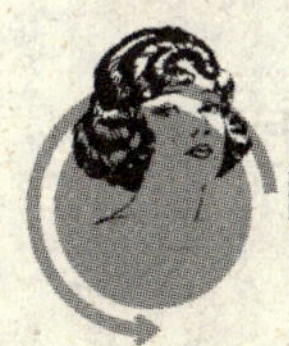

66. 脑膜血管梅毒有什么表现?

脑膜血管梅毒属于症状性的神经梅毒，根据其病变部位及临床表现可以分为以下 2 种：①灶性脑膜梅毒，非常罕见，脑膜有树胶肿形成，逐渐增大，侵及脑实质。其症状如同其他逐渐增大的脑部肿瘤；②脑血管梅毒，类似动脉硬化血栓形成的疾病表现，常出现偏瘫、失语，但多数不伴有意识障碍，临床上应与动脉硬化引起的脑血栓鉴别。

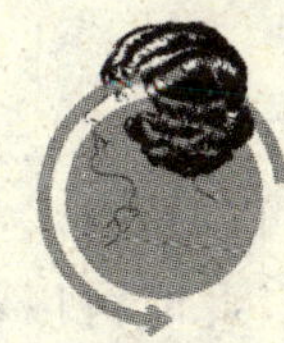

67. 梅毒会引起麻痹性痴呆吗?

麻痹性痴呆是脑实质梅毒的一种表现，是一种器质性精神病，发生于感染后 10～15 年。可有多种神经精神症状。精神症状包括：性格变化、智力减退、注意力不集中、记忆力减退、情绪变化无常，发生各种妄想、夸大狂等，有的可有抑郁症状。神经症状包括：震颤，特别是唇、舌及手；阿罗瞳孔(对光反应消失，调节反应存在)；口吃及发音不清以及癫痫发作，四肢瘫痪及大小便失禁。梅毒引起的麻痹性痴呆应与老年性痴呆及其他精神病鉴别。前者梅毒血清试验常阳性，大部分病人脑脊液梅毒试验也呈阳性。

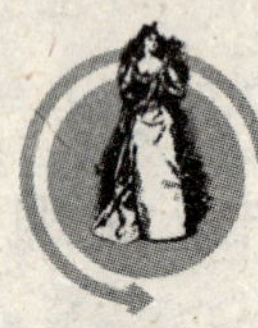

68. 梅毒引起的脊髓痨有什么表现?

脊髓痨也是脑实质梅毒的一种表现，发生于感染后10～20年，为脊髓后索发生变性所致。临床表现可见闪电样疼痛，皮肤敏感，下肢感觉异常，共济失调，触觉、痛觉、温度觉障碍，深感觉减退或消失，阿罗瞳孔，排尿困难及性欲减退等。应与脊髓空洞症鉴别。前者血清及脑脊液梅毒反应多呈阳性。

69. 梅毒可致双目失明吗?

三期梅毒侵犯眼睛发生炎症，病情严重时可以致盲。此外，当脑实质梅毒出现视神经萎缩时也可致盲。此时可以不伴其他神经梅毒表现，但常伴发脊髓痨。开始常为一侧失明，随后另一侧也失明。血清及脑脊液梅毒反应部分可呈阳性。

70. 三期梅毒的诊断标准是什么?

确诊三期梅毒(晚期梅毒)的依据是:

(1)病史：有感染史，可有一期或二期梅毒史。病期在2年以上。

(2)临床表现：结节性皮疹及近关节结节，皮肤、黏膜、骨骼树胶样肿等。消化系统受累以肝梅毒多见。心血管系统受累以单纯性主动脉炎、主动脉瓣闭锁不全和主动脉瘤多见。神经系统受累以梅毒性脑膜炎、脊髓痨和麻痹性痴呆多见。

(3)实验室检查：①梅毒血清学试验：非螺旋体抗原试验大多为阳性，亦可阴性。螺旋体抗原试验为阳性；②组织病理检查；③脑脊液检查：神经梅毒时，白细胞计数大于2个/立方毫米和蛋白量大于50毫克/分升，VDRL试验阳性。

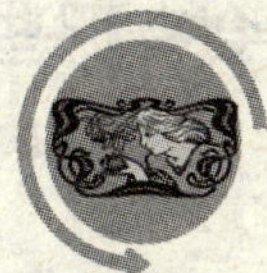

71. 什么是潜伏梅毒?需要治疗吗?

潜伏梅毒又称隐性梅毒。感染梅毒螺旋体后病人可以出现各种症状，此时为显性梅毒，如果未经治疗、治疗方法不当或治疗剂量不足，治疗不彻底，尽管梅毒症状已经消失，但梅毒血清反应仍呈阳性；或者感染后病人从未出现任何症状，只是在抽血化验时发现梅毒血清反应阳性，这类病人则是潜伏梅毒病人。梅毒病人中多数属于此类。这些病人虽然无症状，外表健康，但体内仍有梅毒螺旋体存在，当抵抗力降低时，随时可产生症状，而且也有一定传染性，尤其是早期潜伏梅毒。因此，潜伏梅毒一旦发现，必须立即治疗，尽早杀灭隐藏在体内的梅毒螺旋体，从而消除隐患。

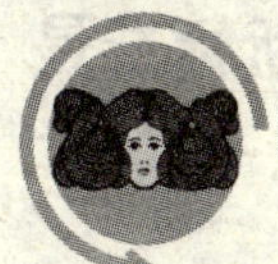

72. 早、晚期潜伏梅毒有什么不同?

感染在2年以内的称为早期潜伏梅毒，这类病人随时有发生二期复发损害的可能，所以应视为有传染性。病期在2年以上者，称为晚期潜伏梅毒，这类病人出现复发者少见，一般认为没有传染性，但女性病人如怀孕，仍可经过胎盘传染给胎儿，发生胎传梅毒。潜伏梅毒不治疗，部分病人最终可发生晚期梅毒及严重的损害。

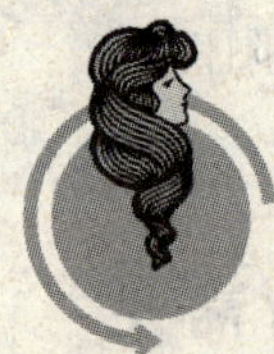

73. 潜伏梅毒不治疗会有哪些结局？

未经治疗的潜伏梅毒会有以下结局：①经过一定时间出现临床症状。早期潜伏梅毒常发生复发二期梅毒损害，具有传染性。晚期潜伏梅毒则发生第三期梅毒症状，尤易发生心血管及中枢神经系统症状；②产生先天梅毒儿，尤其是早期潜伏梅毒病人。因此应在怀孕前、怀孕期间定期检查梅毒血清反应，发现阳性应避免怀孕、立即治疗或终止妊娠；③血清反应长期保持阳性而不出现症状，终生保持潜伏状态；④经过数十年后，血清反应自然转阴，也无症状，达到自然痊愈。后两种结局虽不严重，但并不多见。因此，潜伏梅毒应积极治疗。

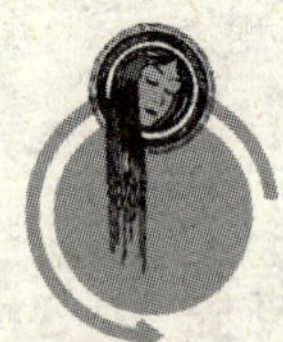

74. 潜伏梅毒的诊断标准是什么？

诊断潜伏梅毒的依据有以下几点：①有传染史；②有过一期或二期梅毒疹，但目前已完全消退；③能除外心血管和神经梅毒；④两次以上的梅毒血清反应呈阳性，尤其是特异性梅毒螺旋体抗体反应呈阳性并除外假阳性。其中第4点是最为重要的依据。

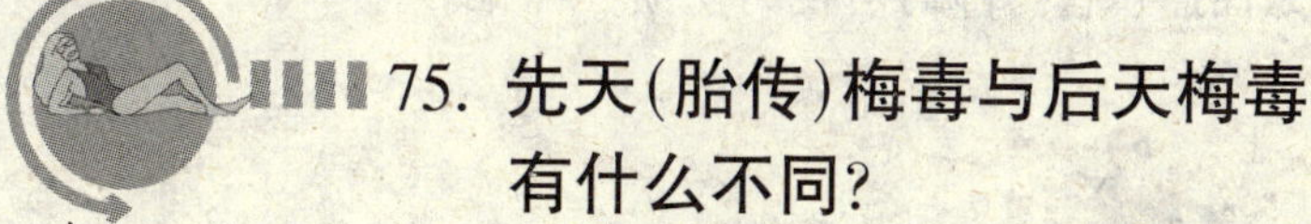

75. 先天(胎传)梅毒与后天梅毒有什么不同?

胎传梅毒是胎儿在母体内通过血源途径感染所致。由于其传染方式与后天梅毒不同，胎儿的体质与成人不同，所以它的症状与后天梅毒也完全不同。胎传梅毒不发生硬下疳，其临床表现与后天二期梅毒相似，但更为严重，常伴有较严重的内脏损害，侵犯肺、肝、脾及神经系统，对患儿的健康影响很大，死亡率高。

76. 早期先天梅毒有什么表现?

患儿年龄在2岁以下，属于早期先天梅毒，有传染性。患儿一般到出生后3周才发生临床症状，婴儿消瘦、形似小老头，梅毒性鼻炎为最常见的早期症状。因流涕、鼻塞以致呼吸与吮乳困难，鼻炎对症治疗无效，鼻分泌物既可呈脓性，也可呈血性，可有很多梅毒螺旋体，抗梅治疗后很快好转，12小时后不再有传染性，喉炎造成声音嘶哑，口腔内有黏膜斑。可出现贫血、肺炎、淋巴结肿大、肝、脾和睾丸肿大，皮肤症状可以在出生时出现，也可在出生后数周至数月时发生，有其特异性。可见甲周炎与甲床炎，指甲失去光泽，脆弱易脱，毛发弥漫或成片脱落。骨骼可见骨骼炎与骨膜炎，表现为四肢疼痛、肿胀，不能活动。神经系统症状表现为抽搐、智力障碍、视力受损、偏瘫等。

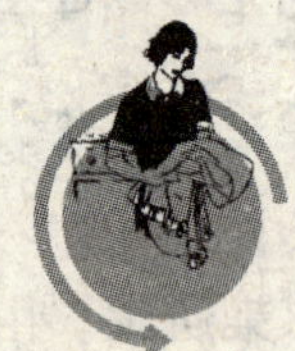

77. 胎传梅毒疹有什么特殊表现?

胎传梅毒的皮肤黏膜症状类似后天梅毒的二期发疹，但有其特殊的表现。其一为水疱——大疱性皮损，称为梅毒性天疱疮，常为病重的表现。主要发生在手掌、脚掌部，为2~3厘米大小的水疱，疱液透明或脓性，内含很多梅毒螺旋体，疱破后结痂脱屑。其二为红斑丘疹及丘疹鳞屑性损害，在潮湿部位这些损害可以糜烂，与后天梅毒中的扁平湿疣相似。在口角、鼻孔及肛门周围可发生糜烂性损害，愈合遗留特征性的放射状瘢痕。

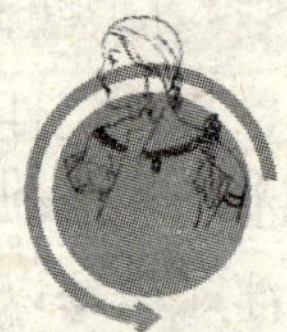

78. 晚期先天梅毒有什么表现?

发病时患儿年龄超过2岁的属于晚期先天梅毒。晚期先天梅毒最常发生于7~15岁时，30岁以后发生者少见。由于儿童时期因其他感染而常应用抗生素，因此典型的晚期梅毒临床表现少见。临床表现可分为 2 组：①永久性标志，为早期病变所遗留，已无活动性，但有特征性；②活动性损害所致病损。

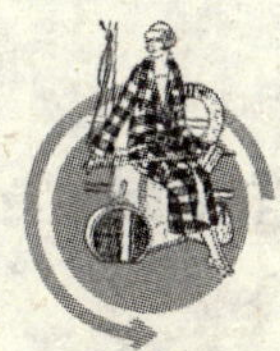

79. 晚期胎传梅毒的永久性标志有哪些？

晚期胎传梅毒的永久性标志包括前额圆凸，佩刀胫(胫骨中部增厚，向前隆起)，“郝秦生(Hutchinson)齿”(上颚门牙发育不良，呈“螺丝刀”样)，桑葚齿，马鞍鼻，口周放射状皲裂疤等。

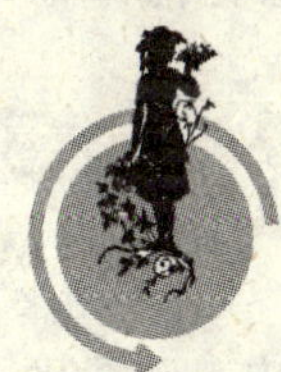

80. 晚期胎传梅毒的活动性临床表现有哪些？

有实质性角膜炎，一般发生在 4～20 岁时，女性多于男性。急性发作时角膜充血、眼痛、畏光、流泪、角膜混浊、视力减退。有神经性耳聋，神经系统有异常表现，肝脾肿大，鼻和腭部树胶肿，关节积水，骨膜炎以及皮肤黏膜损害等。

81. 什么是先天性潜伏梅毒？

先天梅毒未经治疗，无临床症状，梅毒血清反应阳性。年龄小于 2 岁者为早期，大于 2 岁者为晚期先天潜伏梅毒。

82. 先天梅毒的诊断标准是什么？

主要根据临床症状，梅毒血清反应多为阳性，父母有梅毒史，母亲有 4 个月以上的流产史，以及父母的梅毒血清反应结果为阳性等。如果本人无梅毒症状，但多次梅毒血清反应阳性，没有不洁性接触史和性病史，父母曾患有梅毒，则可诊断为先天潜伏梅毒。

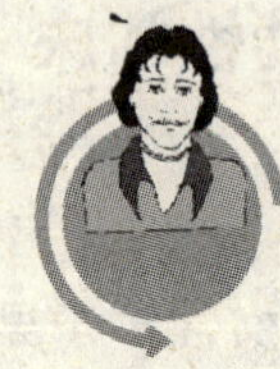

83. 先天梅毒有传染性吗，还能再胎传吗？

先天梅毒是胎儿在梅毒孕妇体内被传染的，早期症状重，相当于后天二期梅毒，梅毒血清反应阳性，其皮肤黏膜疹内含梅毒螺旋体，具有传染性。但梅毒的传播绝大多数是通过性交，因此先天梅毒不会对梅毒的传播流行造成什么影响。当梅毒儿长到性成熟期时，已经相当于很晚期的后天梅毒了，尽管梅毒血清反应可能是阳性，但已经不能通过性接触传染了。同样，先天梅毒病人到了生育年龄时，也没有什么传染性了。所以不可能再通过胎盘传给下一代胎儿。

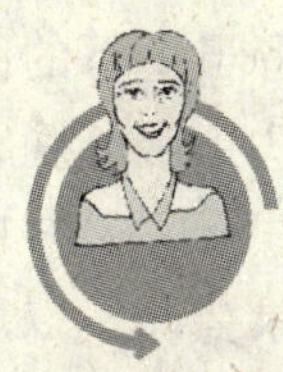

84. 什么是妊娠梅毒?

孕期发生或发现的活动性梅毒或潜伏梅毒称为妊娠梅毒。

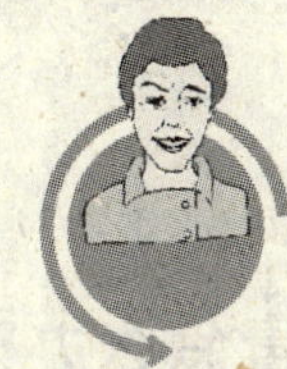

85. 梅毒孕妇一定会生出先天性梅毒婴儿吗?

如果孕妇患有梅毒，梅毒螺旋体则可由血液通过胎盘进入胎儿体内，引起胎儿在子宫内感染。妊娠4个月时胎盘已经形成，胎儿容易被感染，在此之前则不易被感染。另一方面，胎盘被螺旋体侵入后会发生炎症，导致胎盘组织坏死，胎儿不能获得营养。一般来说，孕妇感染梅毒时间越短，传染给胎儿的机会越大，症状也越严重。如果孕妇已经感染梅毒3年以上，虽然未经治疗或未治愈，仍有可能分娩出正常婴儿。如果梅毒孕妇在孕前或孕期接受正规的抗梅毒治疗，则完全可以防止生出先天性梅毒婴儿。

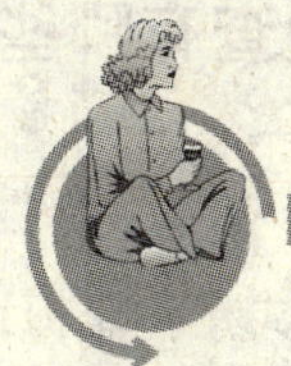

86. 梅毒孕妇的妊娠结果有哪些?

如果梅毒孕妇不经抗梅治疗，其妊娠结果会有以下4

种：①流产，发生在妊娠5~7个月，胎儿器官有梅毒病变；②早产，生下有梅毒病变的死婴或活婴；或者虽生下的活婴当时没有梅毒的症状，但不久会出现症状；③正常分娩，足月顺产，生下患有先天梅毒的婴儿，可以在生后1~2月内发生梅毒症状，或者以后发生症状；④生出健康婴儿，以后也不再出现梅毒的症状。所以说，梅毒孕妇也有可能生出完全正常的健康的婴儿，但这种情况少见，主要见于较晚期的梅毒孕妇或是先天梅毒孕妇。

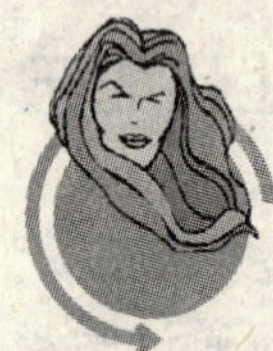

87. 怀疑自己患有梅毒怎么办？

有染上梅毒的可能性者，如果出现了上述的各种梅毒的症状，或者是从未有过任何症状，均应该尽早去医疗条件好的正规医院皮肤性病科检查并抽血化验，查梅毒血清反应。抽血时不需空腹，随时可以抽血，根据医院的条件，当时或2~3天内可出结果，由有经验的医生做出是否患有梅毒的判断。

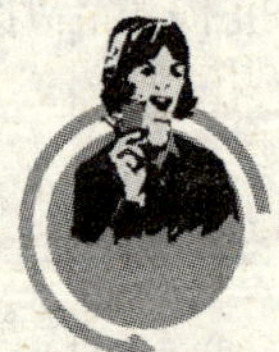

88. 梅毒的实验室检查有哪些方面？

梅毒的实验室检查包括：①梅毒血清学试验：非梅毒螺旋体抗原试验，如VDRL、RPR等，为筛查试验；梅毒螺旋体抗原试验如TPHA、FTA-ABS，为证实试验；②暗视野检查梅毒螺旋体；③组织病理检查；④脑脊液检查。

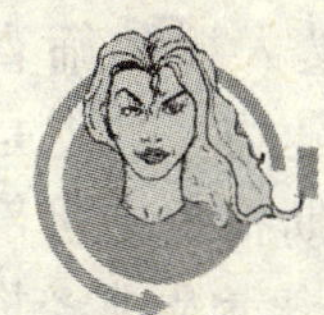

89. 常用的梅毒血清检查项目有哪几种?

常用的梅毒血清检查项目有RPR、TPHA和FTA－ABS。当梅毒螺旋体侵入人体后，感染者会产生2种抗体，并可通过血清试验测出。其中一种抗体不是螺旋体本身产生，但感染梅毒后血液中会产生一种抗类脂质抗原的非特异性反应素，感染越重，这种反应素浓度越高。RPR就是用来检测这种反应素的非螺旋体抗原的血清试验，是检测梅毒的常规试验，疑诊梅毒时必须先做此项化验。另一种抗体主要是针对梅毒螺旋体的IgM抗体和IgG抗体，是特异性的。TPHA和FTA－ABS均是用来检测这种梅毒螺旋体抗原的血清试验，是检测梅毒的证实试验。

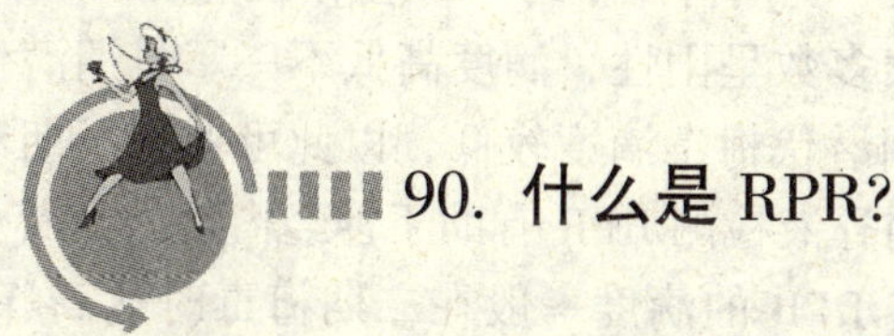

90. 什么是RPR?

RPR是“快速血浆反应素试验”的英文缩写，是一种非螺旋体抗原血清试验。RPR的原理是将标准的类脂质抗原结合在标准的活性炭粒上，这种含抗原炭粒与病人血清混合在一起后，形成肉眼可见的凝染颗粒。颗粒大小与反应素的量成正比，而且通过稀释血清的再试验可以判定反应素的浓度。本试验是在纸上进行的，10 分钟即可用肉眼读出结果。此项检查的优点是：操作简便，判断结果容易，快速诊断。适用于基层推广及大规模人群的筛查试验。动态观察可用于梅毒疗效评价及疗后随访。缺点是：特异性差。敏感性方面，出现较晚，且晚期梅毒中可部分转阴，因此不适于早期梅毒诊断，对潜伏梅毒及神经梅毒也不敏感。

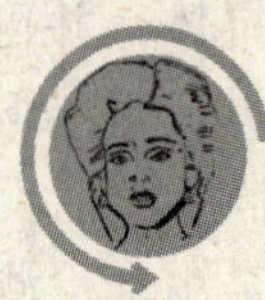

91. RPR 结果阳性有什么意义？

RPR 阳性的意义是：①初步诊断梅毒。一期梅毒(下疳)中约 50% 患者出现阳性反应(滴度≥1∶2)，如果下疳已持续几周，则出现阳性的可能性很大。二期梅毒发疹期，几乎 100% 呈强阳性(滴度 1∶32～1∶256))。即使不治疗，经过多年之后也可呈阴性。晚期梅毒中约 75% 呈阳性(滴度 1∶4～1∶8)。潜伏梅毒中大多数呈阳性，滴度高低不一。早期潜伏梅毒滴度较高，晚期潜伏梅毒滴度较低，以此可鉴别早期和晚期潜伏梅毒。②脑脊液检测 RPR 有助于神经梅毒的诊断。③可用作疗效观察。RPR 的滴度一般在二期梅毒时达高峰(1∶32 以上)，以后逐渐下降，如果不治疗，大约有一半病人终生维持低水平滴度(1∶2～1∶8)。如果在早期梅毒时立即治疗，就可以完全抑制抗体的形成，也就是说 RPR 可以始终阴性；如果在一期梅毒后期以及二期梅毒时治疗，则已经阳性的 RPR 滴度可以快速下降，2～3 个月后约有 50% 可阴转，5～6 个月后约有 85% 可阴转。如果在晚期梅毒时才开始治疗，则RPR滴度下降不明显。潜伏梅毒经过治疗后RPR的滴度下降较慢。

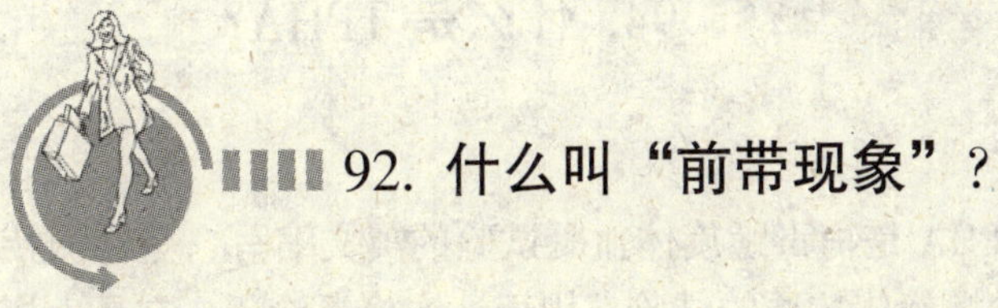

92. 什么叫“前带现象”？

在RPR、USR试验中，有时出现弱阳性或不典型，或阴性结果，而在临床上又疑似梅毒，此时，如果将血清稀释后再做血清试验，则出现阳性。这种现象称为“前带现象”。可出现在一、二期梅毒时期。

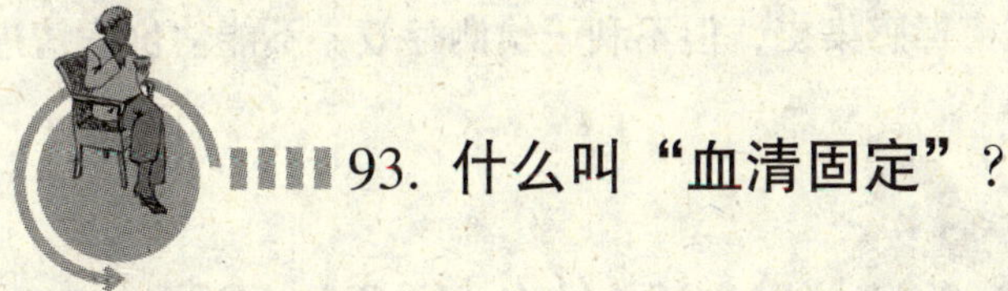

93. 什么叫“血清固定”？

梅毒经过正规治疗后(早期梅毒在治疗结束6个月以后，晚期梅毒在治疗结束1年半以后)，虽然RPR滴度降低，但始终不阴转，常固定在1∶1～1∶4之间，这种情况称为血清固定性反应。首先应除外是否治疗不彻底，同时应详细检查有无内脏或神经梅毒，可做脑脊液RPR检查。另外要考虑是否复发或再感染。应继续给予足量、足程的抗梅治疗。否则，无需再治疗，可定期进行随访观察，如在观察期间滴度有上升情况时，应考虑继续给予抗梅治疗。

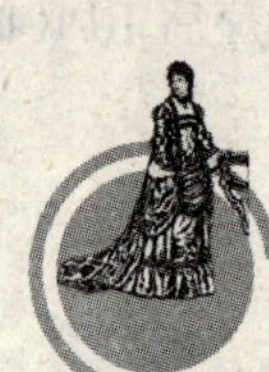

94. 什么是 TPHA?

TPHA 是梅毒螺旋体血凝试验的英文缩写，是检测特异性的梅毒螺旋体抗原的试验。用于证实梅毒诊断。它是由梅毒螺旋体提取的特异性抗原成分与醛化的动物血细胞结合后冻干的试剂来检测梅毒螺旋体抗体。本试验简单(眼可直接看结果)、快速(1 小时可出结果)、特异性好、重复性也好。TPHA 在一期梅毒的 1~2 个星期后才可能出现阳性，一旦阳性，即使经过抗梅毒治疗，绝大多数都不会转阴，这有助于诊断潜伏梅毒和证实有梅毒感染史，但不利于检测疗效，不能估价病情进展。

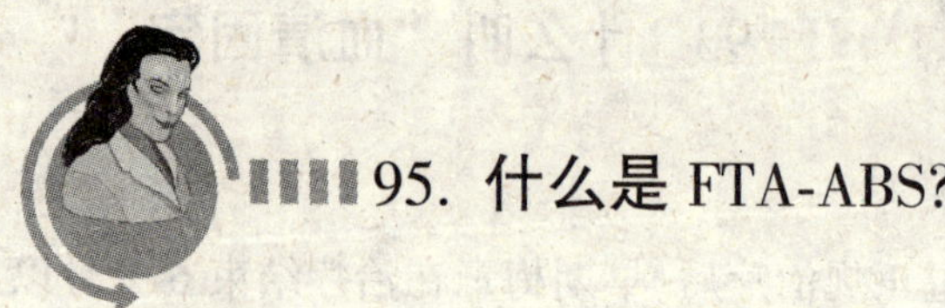

95. 什么是 FTA-ABS?

FTA-ABS 是荧光螺旋体抗体吸收试验的英文缩写。用 Nichol 株梅毒螺旋体作抗原，在病人血清中加吸收剂以去除非特异性抗体，用间接免疫荧光技术检测血清中的抗梅毒螺旋体 IgG 抗体。阳性率：一期梅毒约 90%，二期梅毒 100%，晚期梅毒 98%~100%，隐性梅毒 98%。是诊断梅毒的金标准。特异性及敏感性均高。在感染早期(硬下疳出现 2 个星期左右)可出现阳性。主要用于早期诊断以及证实试验。但缺点是操作难度大，费时，花费大。另外，不能用于监测疗效，即使经过正规治疗，梅毒治愈后，仍有 90% 以上 FTA-ABS 终生阳性。

96. 什么是 IgM-FTA-ABS?

它是 FTA-ABS 试验的一个改良方法，用以检测抗梅毒螺旋体抗体。其特点是可用于一期梅毒的早期诊断和新生儿先天梅毒的诊断；还可用于检测疗效、随访病人，判断有无再感染。

97. 梅毒血清反应阳性就能确定是梅毒吗?

不一定。因为 RPR 阳性也可发生在少数非梅毒病人，此时称为“假阳性反应”。除了技术性错误外，可以由于其他疾病或生理状况发生变化而引起。但滴度一般不超过 1∶8。如果 TPHA 和 FTA-ABS 阳性，一般来说就能确定是梅毒。

98. 哪些疾病可以引起梅毒血清反应假阳性?

感染性疾病如风疹、水痘、传染性肝炎、病毒性肺炎、上呼吸道感染、急性细菌性心内膜炎、活动性肺结核、血吸虫病、丝虫病、疟疾等感染性疾病以及一些发热性疾病可引起 RPR 阳性，但 RPR 的滴度很少超过 1∶8，而且在疾病消退后数周内可转阴，很少超过 6 个月者。另外，用 TPHA 或 FTA-ABS 检测方法结果常为阴性。因此，在缺乏明确的梅毒临床证据时，单靠 RPR 阳性来确诊是不当的。此外，某些结缔组织病及伴有自身抗体的疾病如系统性红斑狼疮、类风湿关节炎等也可出现 RPR 阳性，并可持续较长时间，但滴度较低，FTA－ABS、TPHA 试验亦可呈弱阳性。还有少数孕妇、老年人及吸毒者也可出现 RPR 阳性。

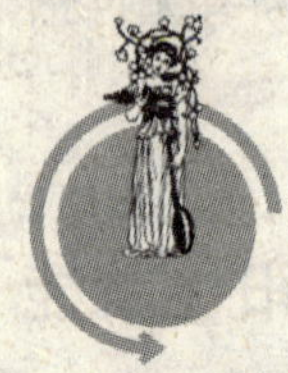

99. 梅毒血清反应阴性就能除外梅毒吗？

要看具体情况，感染梅毒后几个星期才开始出现一期梅毒硬下疳损害，硬下疳出现 2 个星期左右 TPHA 及 FTA-ABS 才开始出现阳性，而 RPR 出现阳性的时间还要迟一些。因此，在梅毒感染的早期，梅毒血清反应阴性也不能除外梅毒。但是，如果在定期检查几个星期甚至几个月后梅毒血清反应仍阴性，就能除外梅毒。

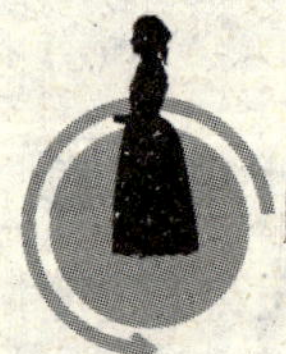

100. 梅毒的治疗原则是什么？

青霉素是治疗梅毒的首选药物，疗效确切，目前尚未发现有耐药病例发生，也就是说，用青霉素治疗梅毒几乎100%有效。对青霉素过敏者，可用头孢曲松钠、四环素类或红霉素类药物。但孕妇及小儿禁用四环素类药物。尽可能用青霉素治疗，因为既有效又便宜。判断青霉素过敏应慎重，青霉素皮试时最好用生理盐水做对照，以正确判断。梅毒诊断明确后，治疗越早效果越好，剂量必须足够，疗程必须规则，治疗后要追踪观察。应对传染源及性伴侣或性接触者同时进行检查和治疗。

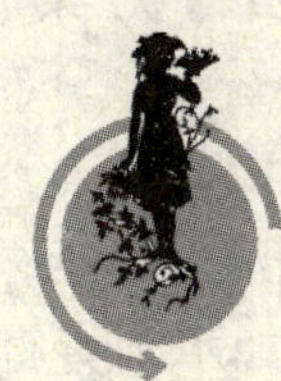

101. 早期梅毒的治疗方案是什么？

早期梅毒(包括一期、二期梅毒及早期潜伏梅毒)的治疗：

(1)青霉素疗法：①苄星青霉素 G(长效西林)240 万单位，分两侧臀部肌注，每周 1 次，共 2～3 次。②普鲁卡因青霉素 G80 万单位/日，肌注，连续 10～15 天，总量 800 万单位～1200 万单位。

(2)对青霉素过敏者：①盐酸四环素 500 毫克，4 次/日，口服，连服 15 天；②多西环素 100 毫克，2 次/日，连服 15 天。

102. 晚期梅毒的治疗方案是什么？

晚期梅毒(包括三期皮肤、黏膜、骨骼梅毒以及晚期潜伏梅毒)及二期复发梅毒的治疗：

(1) 青霉素：①苄星青霉素G240万单位，1次/周，肌注，共3次；②普鲁卡因青霉素G80万单位/日，肌注，连续20天。

(2)对青霉素过敏者：①盐酸四环素500毫克，4次/日，口服，连服30天；②多西环素100毫克，2次/日，连服30天。

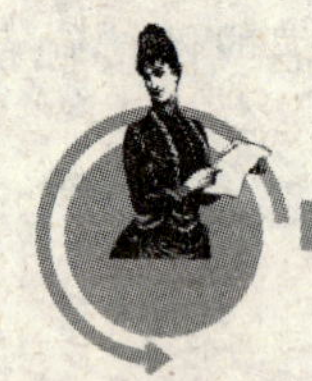

103. 心血管梅毒的治疗方案是什么?

心血管梅毒应住院治疗，如有心衰，首先治疗心衰，待心功能代偿后，从小剂量开始注射青霉素，如水剂青霉素G，首日10万单位，1次/日，肌注；第二日10万单位，2次/日，肌注；第三日20万单位，2次/日，肌注；自第4日起按如下方案治疗(为避免吉海氏反应，可在青霉素注射前一天口服泼尼松20毫克/次，1次/日，连续3天)。

(1)普鲁卡因青霉素G80单位/日，肌注，连续15天为一疗程，共两疗程，疗程间休药2周。

(2)四环素500毫克，4次/日，连服30天。

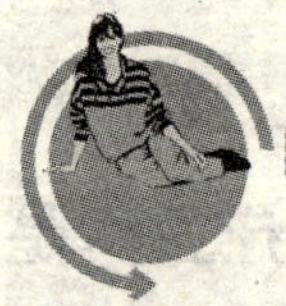

104. 神经梅毒的治疗方案是什么?

神经梅毒应住院治疗，为避免治疗中产生吉赫反应，在注射青霉素前一天口服泼尼松，每次20mg，1次/日，连续3天。

(1)水剂青霉素G，每天1800万单位，静脉点滴(每4小时300万单位)，连续10~14天。

(2)普鲁卡因青霉素G，每天120万单位，肌肉注射，同时口服丙磺舒每次0.5g，4次/日，共10~14天。上述疗程完成后再加用苄星青霉素G，240万单位，1次/周，肌注，连续3周。

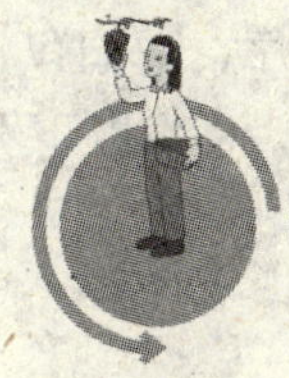

105. 妊娠梅毒的治疗方案是什么?

妊娠梅毒的治疗:

(1)普鲁卡因青霉素80万单位/日，肌注，连续10天。妊娠初3个月内注射一疗程，妊娠末3个月再注射一疗程。

(2)对青霉素过敏者，用红霉素治疗，每次500毫克，4次/日，早期梅毒连服15天，二期复发及晚期梅毒连服30天。妊娠初3个月与妊娠末3个月各进行一个疗程(禁用四环素)。但其所生婴儿应用青霉素补治。

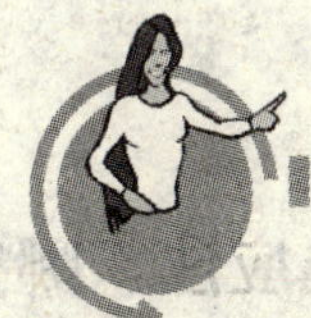

106. 先天梅毒的治疗方案是什么?

先天梅毒(胎传梅毒)的治疗:

(1)早期先天梅毒(2岁以内)脑脊液异常者:①水剂青霉

素G，5万单位/公斤体重，每日分2次静脉点滴，共10～14天；②普鲁卡因青霉素G，每日5万单位/公斤体重，肌注，连续10～14天。

脑脊液正常者：苄星青霉素G，5万单位/公斤体重，一次注射(分两侧臀肌)。如无条件检查脑脊液者，可按脑脊液异常者治疗。

(2)晚期先天梅毒(2岁以上)普鲁卡因青霉素G，每日5万单位/公斤体重，肌注，连续10天为一疗程(不超过成人剂量)。

先天梅毒对青霉素过敏者可用红霉素治疗，每日7.5～12.5毫克/公斤体重，分4次服，连服30天。8岁以下儿童禁用四环素。

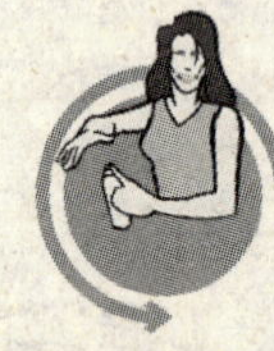

107. 梅毒治疗过程中会出现什么严重不良反应？

可出现吉赫反应，发生在注射青霉素第一针后数小时到24小时，表现为梅毒症状加重，可伴体温升高，经12～24小时可逐渐消退。其发生机制可能是由于肌体内大量的螺旋体被杀死，释放出内毒素引起的暂时性反应。

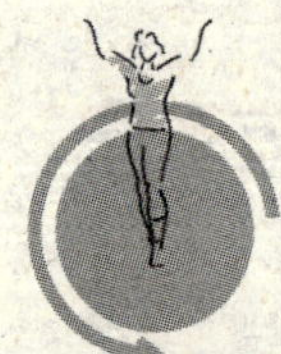

108. 梅毒治疗过程中应注意哪些问题？

(1)要如实地将患病的经过告诉皮肤科医生，才能及时诊治，切忌自已乱编造病史。

(2)治疗期内应禁止性生活，避免传染对方。一旦确诊，与其有性接触者也应同时检查。

(3)遵医生指导用药，切忌乱投医、乱用药。注射青霉素前须做皮肤试验，了解有无过敏反应。因注射之后，会杀灭大量梅毒螺旋体，病人吸收大量异性蛋白及内毒素，一部分早期梅毒患者，在 24 小时内出现高烧、头痛，甚至黄疸等全身反应，此称为吉赫氏反应。晚期梅毒此反应少，一旦发生，后果严重。所以决不要自行注射青霉素。

(4)坚持正规治疗。因梅毒病程进展缓慢，无明显自觉症状，常误认为痊愈而中断治疗。然而，此时是疾病处于潜伏状态，不但会很快复发，还可能继续传染他人。

(5)定期就诊检查。通常经治疗后，症状很快消失，疗后 6 个月滴度至少应降低 4 倍。病期长者下降会慢一些。否则建议查 HIV 和脑脊液。如果结果无异常，建议给予苄星青霉素 240 万单位，每周一次，连续 3 周。直到血清反应转阴性才称治愈(晚期梅毒较难转为阴性)。应继续观察 3 年。第 1 年，每 3 个月检查一次；第 2 年，每半年检查一次；第 3 年，最后检查一次。必要时每年检查一次。

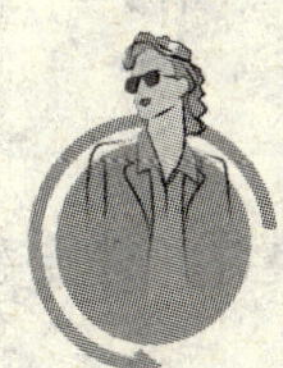

109. 梅毒治愈后还会复发吗?

早期梅毒经过正规治疗后症状消失，RPR 阴转即为治愈，可以说达到根治，不会复发，但如果因为青霉素过敏而用其他方法治疗，就算症状消失，RPR 滴度下降，也有可能复发。另外，如果再次与梅毒患者接触，也会导致再次感染，表现为出现梅毒的症状或RPR转为阳性或滴度升高。梅毒患者虽然体内会产生抗体，但这种抗体不具有保护作用，因此可以再次被感染而发病。晚期梅毒的损害多数不能治愈，少数只能稳定病情，多数症状严重者也难以改善。梅毒是否治愈、复发或再感染，需要有经验的专业医生来判断。

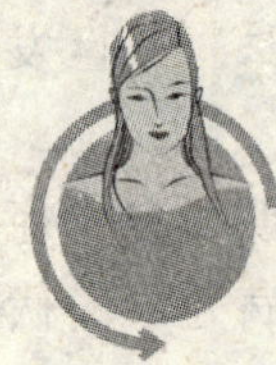

110. 梅毒患者的性伴需要治疗吗?

由于梅毒通过性接触的传染性极强，而且很多梅毒患者没有明显症状，因此凡是梅毒患者的性伴都应到医院检查，抽血化验，即使没有症状，甚至化验结果阴性，也需要同时治疗。

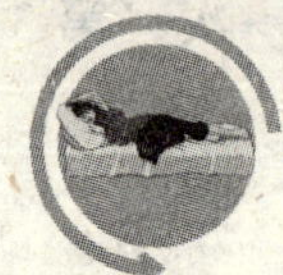

111. 梅毒患者生活中应注意什么?

(1)治疗期间，其配偶也需要进行检查，最好同时接受治疗。治愈后要求定期复查。

(2)注意生活细节，防止传染他人。早期梅毒患者有较强的传染性，晚期梅毒虽然传染性逐渐减小，但也要小心进行防护。自己的内裤、毛巾及时单独清洗、煮沸消毒，不与他人同盆洗浴。

(3)早期梅毒患者要求禁止房事，患病两年以上者也应该尽量避免性生活，发生性接触时必须使用避孕套。如果患者未婚，那么待梅毒治愈后方允许结婚。

(4)二期梅毒发生时会出现全身反应，此时需要多加休息。患病期间注意营养，增强免疫力。

(5)患病期间不宜怀孕。如果患者发生妊娠，治疗要尽早开始。是否保留胎儿，应根据孕妇的意愿执行。

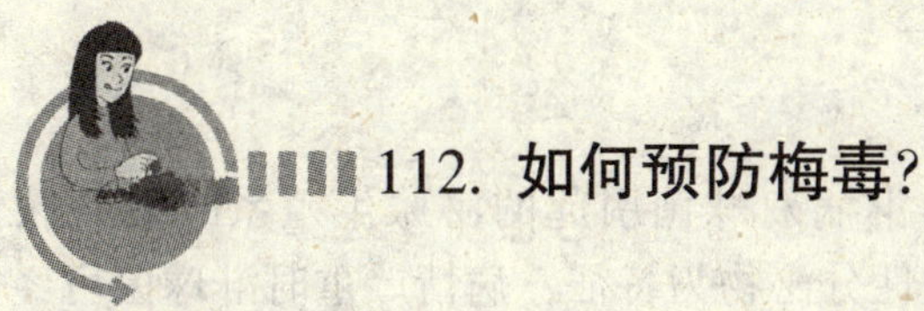

112. 如何预防梅毒?

(1)由于人类对梅毒无免疫力，无预防性疫苗，因此，最好的预防就是注意性卫生，洁身自好，遵守道德规范，严禁淫乱，避免不洁性行为。

(2)在早期梅毒治愈前禁止性生活，女性梅毒患者在彻底治愈前应避免妊娠。

(3)梅毒患者的性伴侣应到医院检查、化验，最好按早期梅毒同时进行治疗。

(4)出现梅毒可疑症状者，应去正规医院的性病专科就诊，早期诊治，一旦明确诊断，需充分配合医生，彻底治疗。

(5)早期梅毒治疗后，应定期随访2~3年。

(何志新)

三、淋　　病

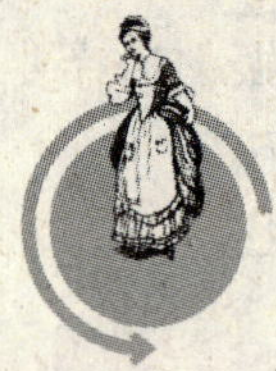

113. 什么是淋病？

淋病是由淋病双球菌引起的泌尿生殖系统的化脓性感染，以排出脓性分泌物为特征，病情严重时淋球菌可经血行播散全身，侵犯各个脏器，如淋球菌性关节炎、淋球菌性败血症等。我国自 80 年代以来，淋病的发病率急剧上升，在四种经典的性传播疾病中，淋病的发病率最高，流行范围也最广，对此应引起高度重视。

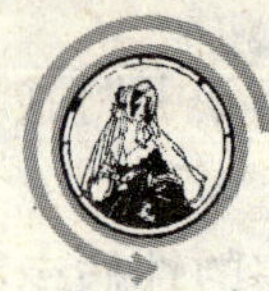

114. 淋病是怎么流行的？

人体是淋球菌的惟一天然宿主，对其他动物并不致病，传染途径主要是性接触，传播速度快，感染后 3～5 天即可发病，以青壮年性活跃人群发病为多。人类对淋球菌感染没有先天免疫性，所有人都表现出基本相同的易感性，淋病治疗恢复后仍可以再感染淋病。获得性免疫力很低者还可出现慢性感染。部分妇女患淋病后可无症状或仅有轻微症状，无症状性淋病带菌者在淋病流行病学上有重要意义。

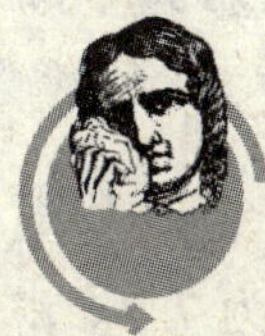

115. 淋病是通过什么途径传染的?

淋病主要是通过性交传染，成人淋病几乎都是由性接触引起；非性交传染淋病很少见，主要是接触病人使用过的未经消毒的含淋病病人分泌物的衣服，被褥、便盆等。幼女由于其尿道和生殖道短，往往可以通过与患淋病母体的间接接触传染，引起急性外阴肛周炎。新生儿还可以通过患淋病母亲的产道被传染，引起淋病性结膜炎，不及时治疗可以很快致盲。

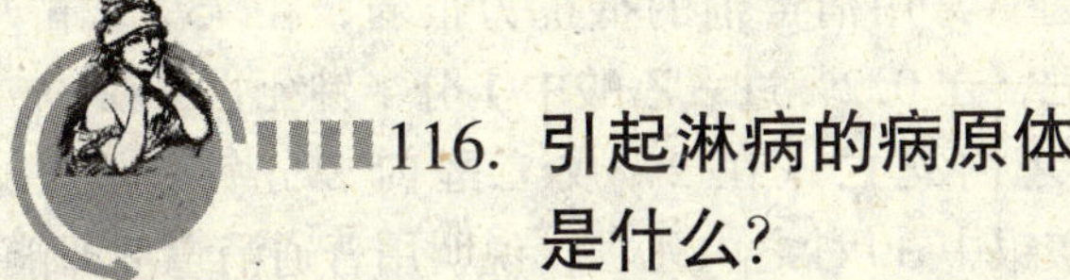

116. 引起淋病的病原体是什么?

淋病的病原体是淋球菌，其正式学名是奈瑟淋球菌(Neisseria gonorrhoeae)，属革兰阴性菌。淋球菌呈肾形或蚕豆形，常成对排列，故又名淋病双球菌，二菌接触面扁平或略凹，大小为0.6~0.8微米，革兰染色阴性，呈粉红色，美蓝染色呈蓝色。急性炎症期病人，细菌多在其分泌物的白细胞胞浆中，慢性炎症期病人，细菌多在白细胞外。

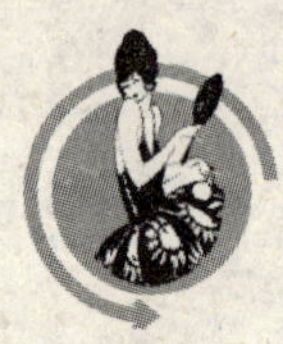

117. 淋球菌的存活力如何?

淋球菌适宜在潮湿，温度为 35～36℃，含 5% 二氧化碳的条件下生长。其生长最适宜的酸碱度(pH)为 7.2。淋球菌较为娇嫩，对外界理化因素抵抗力均差，在完全干燥的环境中只能存活 1～2 小时，在室温下存活 1～2 天，在 39℃时存活 13 小时，42℃时存活几分钟，50℃时存活 5 分钟。对紫外线也敏感，强烈的日光照射会很快达到消毒目的。

118. 常用消毒剂是否能杀灭淋球菌?

淋球菌对常用消毒剂的抵抗力很弱，在 75% 乙醇中 30 秒之内死亡，在 0.2% 过氧乙酸中 1 分半钟死亡，在 3% 甲酚中 1 分钟之内死亡，在 2% 戊二醛内 2 分钟中死亡。在 0.25% 硝酸银中 30 秒之内死亡，说明用普通消毒剂即能非常有效地杀灭淋球菌。

119. 淋球菌是怎样引起淋病的?

急性期淋球菌经尿道口进入尿道，侵入前尿道黏膜上皮细胞，并在细胞内繁殖，造成急性炎症。有大量白细胞聚集在炎症部位，细菌被白细胞吞噬，细菌死亡放出内毒素，以致尿道黏膜层发生坏死、产生大量脓性分泌物，由尿道口排出，后期则病变向后尿道扩散导致尿道球腺炎、前列腺炎，并可经射精管逆行发生精囊炎、副睾炎。女性除可引起尿道炎外，细菌经阴道引起宫颈炎症，出现白带增多、白带发黄的症状。

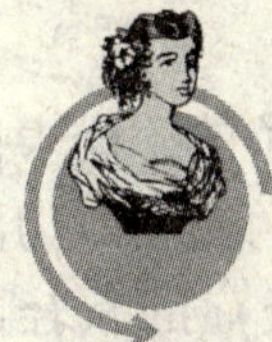

120. 淋病通常有哪几类？

以往习惯把淋病分为急性和慢性淋病，比较笼统，不利于临床诊疗，随着人们对淋病的进一步认识，根据其临床特点，目前通常分为单纯性淋病、有合并症淋病、泌尿生殖器外淋病和播散性淋病，以便医生做出更正确的诊断和治疗。

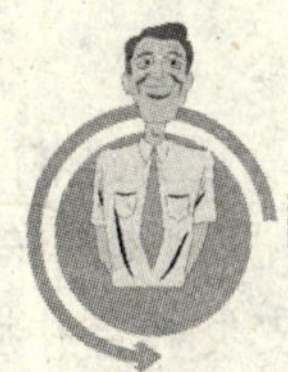

121. 男性单纯性淋病有哪些症状？

主要表现为急性尿道炎，病人一般在感染后3~5天发病，长者可达10天，视其身体情况而定，如抗生素的广泛使用，身体虚弱抵抗力下降，酗酒、性生活过度等。最初期的症状为尿道口红肿、发痒、有稀薄或脓性分泌物，24小时后症状加剧，出现尿痛、烧灼感，排出黏稠的深黄色脓液。夜间症状明显时，病人可发生阴茎的“痛性勃起”。也可有尿频、尿急。个别病人还会出现全身症状，如发烧(体温 38℃左右)，全身倦怠无力，不适，食欲不振，甚至出现恶心、呕吐。

122. 男性单纯性淋病可发现哪些异常?

检查身体可见尿道口红肿充血、有时有小的、浅表性脓肿、糜烂或小溃疡，严重时尿道黏膜外翻。两侧腹股沟淋巴结亦可受累，引起红肿疼痛，但随着尿道炎症的减轻而减少，炎症消失后 2～3 天，淋巴结的炎症也随之消失。

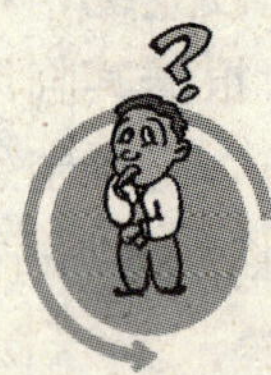

123. 男性淋病可引起哪些合并症?

男性单纯型淋病未及时治疗，病变可以上行蔓延引起淋菌性前列腺炎、淋菌性附睾炎、睾丸炎、尿道旁腺炎、尿道周围脓肿，蜂窝织炎，海绵体炎，淋菌性龟头炎或龟头包皮炎等合并症。

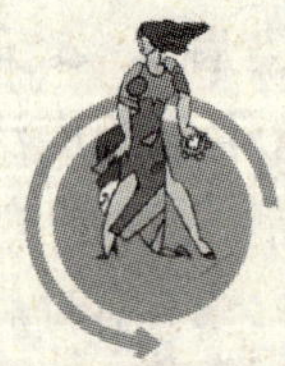

124. 淋菌性前列腺炎有哪些表现?

该病为感染淋病后的常见并发症，临床表现有发热、尿痛、尿频、尿急，会阴胀痛，前列腺肛检有明显压痛和肿大。前列腺分泌物中有大量脓细胞、卵磷脂减少，镜检和培养可查到淋球菌。

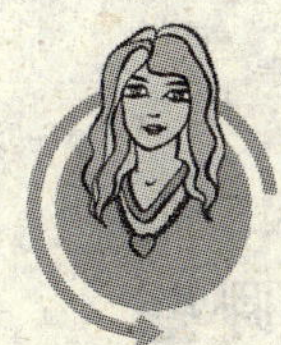

125. 淋菌性附睾炎、睾丸炎有哪些表现?

该并发症发病急，初起时阴囊或睾丸有牵引痛，进行性加重，且向腹股沟处扩散，有全身症状，体温可升高至40℃，检查可见附睾、睾丸肿大、压痛，病情严重时可触及肿大的精索及腹股沟淋巴结。病人由于睾丸病变疼痛而叉腿行走。病变晚期可引起附睾结缔组织增生、纤维化和输精管闭锁，丧失生育能力。

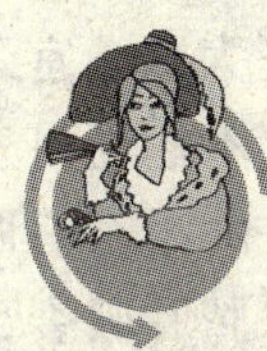

126. 女性淋病有哪些临床表现?

女性淋病主要表现淋菌性尿道炎和淋菌性宫颈炎。

(1)尿道炎：病人一般在性交后 2～5 天发病，由于女性尿道短而直，尿道发炎后易引起膀胱炎，病人有尿频、尿急、尿痛、尿血及烧灼感。尿道口充血发红，有脓性分泌物，前庭大腺亦可红肿压痛，化验可查出淋球菌。

(2)宫颈炎：发病率较尿道炎高，病人自觉症状为白带增多、阴道口有脓性分泌物排出，外阴瘙痒，阴道内轻微疼痛和烧灼感，少数病人伴全身症状，如发热、腹痛。妇科检查可见阴道口及舟状窝充血、水肿，子宫颈口充血，糜烂，以手指从阴道壁向上压迫尿道时，还可见尿道旁腺开口处有脓性分泌物外溢。

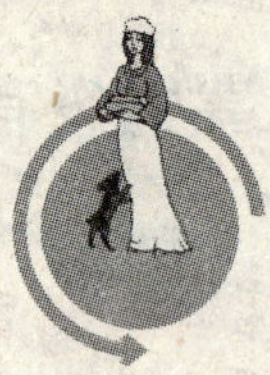

127. 女性淋病可引起哪些合并症？

淋菌性宫颈炎如未及时治疗或不规则治疗，炎症可上行感染引起淋菌性盆腔炎，包括急性淋球菌性输卵管炎、子宫内膜炎、输卵管卵巢脓肿、腹膜炎等。本病好发于年轻、生育年龄妇女，多数病人有白带多，且为脓性或血性，全身症状明显，如畏寒、发热、头痛、厌食、恶心呕吐，双下腹痛，以一侧为重，腹压增加时腹痛加剧。检查可见下腹压痛和肌紧张，肠鸣音减弱，尿道、尿道旁腺、前庭大腺、宫颈等处有脓性分泌物，双侧附件亦有增厚和压痛。本病还可发展为输卵管卵巢脓肿或盆腔脓肿，此时可在附件和子宫后凹陷处触及肿物，触痛明显，按之有波动感，如果脓肿破裂，则有腹膜炎甚至中毒性休克等症状。日后还会造成输卵管粘连、阻塞，以至不孕或宫外孕。另外部分病人还可发生淋菌性前庭大腺炎；出现前庭大腺红肿，疼痛，腺体开口处有脓性分泌物，大阴唇下 1/2 肿胀明显，还可伴有全身症状和腹股沟淋巴结肿大。

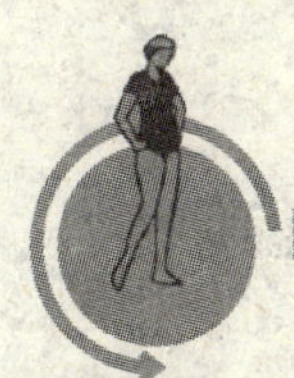

128. 女童淋病有何特点?

女童常见的淋球菌感染是弥漫性阴道炎继发外阴炎，由于女童阴道上皮发育不全，雌激素分泌少，阴道上皮细胞缺乏糖原，阴道内缺乏乳酸杆菌，不能保持应有酸度，故当间接接触淋球菌后，容易出现淋球菌感染。临床表现为阴道、尿道、会阴部红肿，可出现糜烂和溃疡、疼痛，阴道有脓性分泌物，排尿困难。有时可累及肛周和直肠。女童淋病多为与患淋病的父母密切接触和共用浴室用具而受传染，少数因性虐待所致。

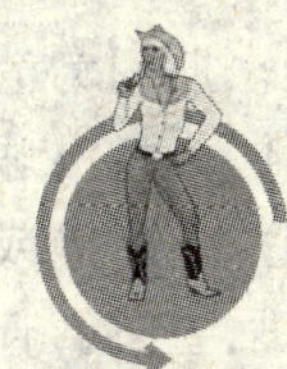

129. 淋菌性结膜炎有何表现?

新生儿淋菌性结膜炎的病因是由于其经淋病母体产道分娩时感染所致，多为双侧性，多于生后3天出现症状。而成人淋菌性结膜炎多为自我感染或密切接触被分泌物污染的物品所致，多为单侧。临床表现为睑结膜充血水肿、有较大量黄白色脓性分泌物自眼睑漏出，故又称“脓漏眼”，治疗不及时角膜也会失去光泽，继而溃疡，甚至穿孔及发生全眼球炎，最后可导致失明。

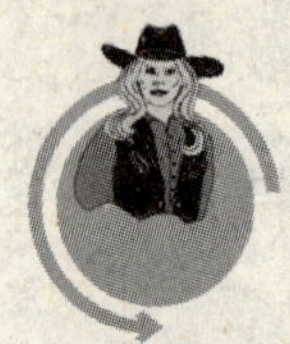

130. 淋菌性咽炎有何临床表现?

主要由于口－生殖器性交所致。表现为咽部疼痛、灼热，吞咽困难。查体咽黏膜充血，扁桃体红肿，有脓性分泌物附于咽壁。咽分泌物涂片淋球菌检查阳性。

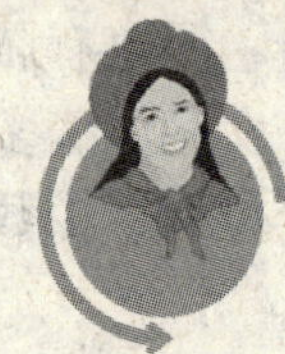

131. 淋菌性直肠炎有何临床表现?

多见于男性同性恋者肛交或异性肛交感染。肛门为消化系统而非生殖器官，黏膜壁较薄，肛门性交后，大量淋球菌侵犯该部黏膜而感染淋病。临床表现为肛门瘙痒、疼痛或坠胀感，排便时加重，有脓性分泌物排出，里急后重感。查体可见直肠黏膜肿胀、糜烂、渗血。分泌物淋球菌培养阳性。

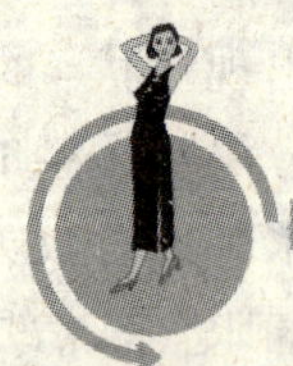

132. 播散性淋病有何临床表现?

播散性淋球菌感染最常发生在月经期妇女，淋球菌通过血行播散至全身发生菌血症。临床表现有高热、寒战、关节疼痛，皮疹等，关节疼痛好发于膝、肘、腕等关节，局部肿胀，关节腔内积液，关节活动受限，即为淋菌性关节炎。皮疹初起为红色小丘疹、红斑，继而出现水疱或脓疱，即淋菌性脓疱病的改变，抽取脓液可查到淋球菌。该病的最大危害在于可引起致命的并发症，如淋菌性脑膜炎、心内膜炎、心包炎、心肌炎等。

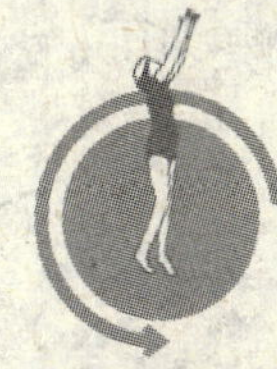

133. 如何进行淋球菌的直接涂片检查？

涂片检查方法简便、有效、快速，价格也比较低廉，它是诊断淋病的主要手段。男性取尿道口所溢出的脓液或从尿道挤出浓液，女性则用窥阴器检查取宫颈口脓液，用棉试子轻拭后涂于载玻片上，烤干固定后备用。染色法为革兰染色，淋球菌为革兰阴性，镜下可见白细胞内、外革兰阴性淋球菌，呈淡红色成对排列，菌体较其他寄生菌大，容易识别。涂片检查对有大量脓性分泌物的单纯性淋病病人，具有初步诊断意义，敏感性和特异性达到90%以上，但对无症状淋病或轻症病人，尤其是女性患者、常不易找到淋球菌，检出率低，诊断意义不大，故应做培养。

134. 淋球菌培养需要哪些实验室条件？

淋球菌的培养主要用于进一步诊断(如症状像淋病而涂片

检查阴性的病人)和某些特殊的目的(如需做药物敏感试验等)，症状很轻或无症状的女子和男子淋球菌培养都是敏感的。常用的培养基有血琼脂和巧克力琼脂以及 Thither-Martin (M-T)培养基。淋球菌培养的最适条件是潮湿的含 3% ~10% 二氧化碳的环境，温度为 35 ~ 37℃，有二氧化碳孵箱或用一个蜡烛缸均可。培养基 pH 值为 7.4 ~ 7.6。经 24 ~ 48 小时观察菌落形态及菌体形态特征，菌落特征为圆形、中央隆起，浅白或淡灰色半透明，表面光滑。

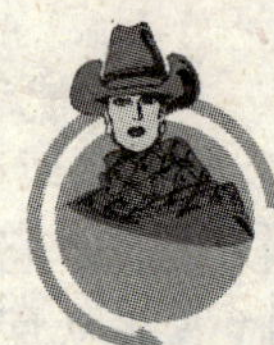

135. 淋球菌的鉴定需要哪些生化试验?

主要有：①氧化酶试验。淋球菌具有氧化酶，它产生的氧离子能将氧化酶试剂(盐酸四甲基对二胺或盐酸二甲基对苯二胺)氧化成醌类化合物，出现颜色反应。方法是将氧化酶试剂配制成 0.5% ~1% 水溶液。将溶液滴加于可疑菌落上，观察颜色变化，淋球菌一般于 15 ~ 20 秒钟内菌落即呈红色，然后逐步变成紫色，最后呈黑色。氧化酶试验、菌体形态和菌落形态是初步鉴定淋球菌的三个重要标准；②糖发酵试验。淋球菌能分解葡萄糖，产酸不产气，但不能分解麦芽糖和蔗糖，故将纯化的淋球菌接种入各种糖发酵管，在 35℃ 温箱培养 24 小时后，由于培养基的 pH 值下降，在葡萄糖管培养基中的指示剂酚红由红变黄(若加溴甲酚紫则由紫变黄)。而在麦芽糖和蔗糖管中则颜色不变。因此可利用对糖的发酵与否来区别淋球菌和脑膜炎球菌及其他奈瑟氏菌。

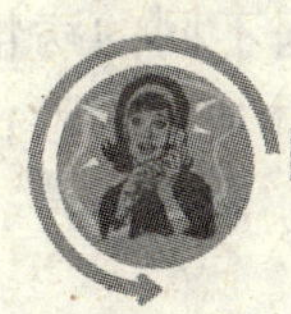

136. 如何正确诊断淋病？

淋病必须根据病史、体检和实验室检查结果综合分析，慎重做出诊断。①病史：询问淋病病人病史极为重要，因为淋病几乎均为不洁性交引起，而且病人由于个人名誉，家庭，职业等方面原因，常隐瞒病史，给医生诊断带来困难。因此，医生在询问病史时要注意态度和蔼、耐心、诚恳，消除病人的顾虑，并为其保密。询问病史应包括病人发病的时间，典型症状，治疗情况、传染来源及性接触者，配偶感染史，或与淋病患者共用物品史，或新生儿的母亲有淋病史等；②体检：主要检查以上所述的临床体征，特别是尿道口有脓性分泌物，则诊断淋病的可能性极大；③实验室检查：主要做涂片和培养检查淋球菌。

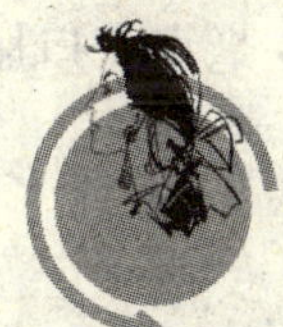

137. 淋病的治疗原则和注意事项有哪些？

淋病的治疗原则和注意事项有以下几方面：①早期诊断，早期治疗；②适当休息，不可过度劳累和剧烈活动，严禁饮酒，吃刺激性食物，治疗期间和治愈后10天禁止性生活；③病人的配偶和性伴均应到医院检查、治疗；④家庭中有淋病病人应分居，注意隔离和消毒，浴巾、浴盆应分开使用，被污染的衣物、用具需消毒，特别注意保护眼睛；⑤遵循及时、足量、规则用药的原则，根据不同的病情采用相应的治疗方案；⑥应注意同时有无衣原体或其他性传播疾病病原体的感染；⑦治疗后应进行随访观察和判断是否已治愈。

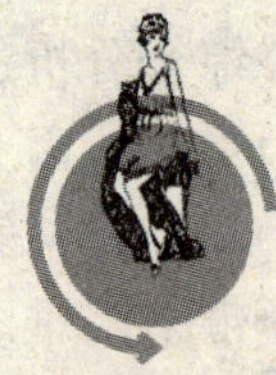

138. 对单纯性淋病应如何治疗?

目前多选用肌注药物治疗为主，如头孢曲松(头孢三嗪、菌必治、罗氏芬)250毫克，一次肌注；或大观霉素(壮观霉素、淋必治)2克(宫颈炎4克)，一次肌注；根据病人不同情况及药物来源，临床上可连续每日治疗3天。为预防同时存在衣原体感染，用上述药物治疗同时口服多西环素(强力霉素)0.1克，每日2次，连服7天(孕妇禁用)，或阿奇霉素1克，一次口服，或四环素500毫克，口服每日4次，连服7天(孕妇及8岁以下儿童禁用)；或红霉素500毫克，口服，每日4次，连服7天。

139. 有合并症的淋病应如何治疗?

有合并症的淋病一般病情比较重，应增加药物治疗剂量和延长治疗时间。可采用下列方法之一：①头孢曲松250毫克，每日肌注一次，连续10天；或大观霉素2克(宫颈炎4克)，每日肌注一次，连续10天；或②环丙沙星500毫克，每日1次口服，连续10天，但对肝肾功能障碍者、孕妇、儿童及18岁以下的少年禁用。

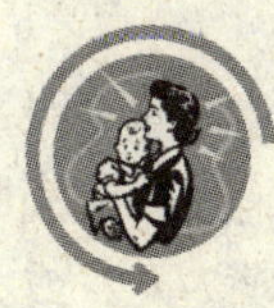

140. 儿童淋病如何治疗?

儿童体重在45公斤以上的则按成人方案治疗，体重小于45公斤者按以下方法治疗：①头孢曲松125毫克，一次肌注；或：②大观霉素40毫克/公斤体重，一次肌注。

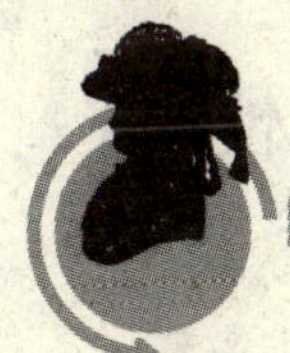

141. 怎样治疗妊娠期淋病?

患有淋病的孕妇更要早期积极治疗，以免分娩时将淋病传染给婴儿。应用治疗药物时，必须考虑选用对胎儿没有损害的药物。可选用头孢曲松250毫克，一次肌注；或大观霉素4克，一次肌注。孕妇禁用氟奎诺酮类和四环素类药物。为预防同时存在的衣原体感染，可服红霉素500毫克，每日4次，连服7日。

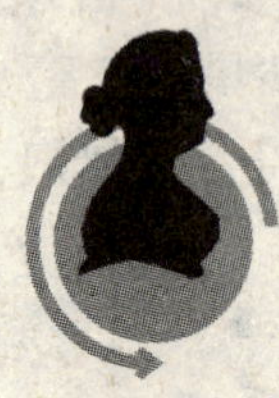

142. 如何处理淋菌性眼炎?

淋菌性眼炎用抗生素治疗的同时需用等渗盐水冲洗眼部，每小时冲洗 1 次，冲后再用 0.5% 红霉素或 1% 硝酸银液滴眼。成人病人用头孢曲松 1 克，肌注，1 次/日，连续 7 天。或大观霉素 2 克，肌注，1 次/日，连续 7 天。对新生儿则选用头孢曲松 25～50 毫克/公斤体重(单剂不超过 125 毫克)，静脉或肌肉注射，1 次/日，连续 7 天。或大观霉素 40 毫克/公斤体重肌肉注射，1 次/日，连续 7 天。

143. 如何处理淋菌性咽炎?

对淋菌性咽炎，选用头孢曲松 250 毫克，一次肌注；或环丙沙星 500 毫克，一次口服；或氧氟沙星 400 毫克，一次口服。但是大观霉素对淋菌性咽炎疗效较差。

144. 如何处理淋菌性附睾炎?

选用头孢曲松 250～500 毫克，1 次/ 日，肌注，连续

10天；或大观霉素2克，1次/日，肌注，连续10天。

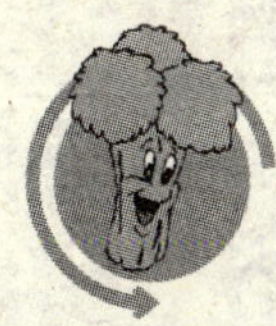

145. 如何处理淋菌性盆腔炎？

可选用头孢曲松500毫克，1次/日，肌注，连续10天；或大观霉素2克，1次/日，肌注，连续10天。同时应加服甲硝唑400毫克，2次/日，口服，连续10天或多西环素100毫克，2次/日，口服，连服10天。

146. 如何处理播散性淋病？

对播散性淋病，选用头孢曲松1克肌注或静脉注射，连续10天以上。或大观霉素2克肌注，2次/日，连续10天以上。淋菌性脑膜炎疗程约2周，心内膜炎疗程要4周以上。

147. 淋病怎样才算治愈？

判断淋病治愈的标准一般是在治疗结束后2周内，在无性接触史的情况下，符合如下标准：①症状和体征全部消失；②在治疗结束后 4～7 天从患病部位取材，做涂片和培养检查淋球菌阴性。

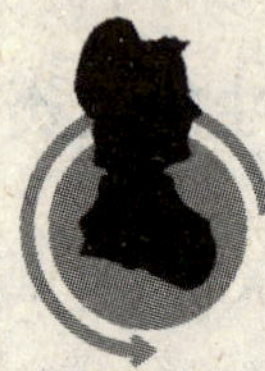

148. 如何预防淋病？

了解性病防治知识，做到性爱专一，不嫖娼、不卖淫，在性生活中提倡使用避孕套。一旦发现患了淋病要积极治疗，同时对性伴也应进行检查和治疗。注意个人卫生，淋病病人污染的物品应及时消毒处理。淋病患者应禁止与小孩同床、共用浴盆和浴巾。做好公共场所如旅社、浴池、游泳池的日常卫生消毒工作。未婚淋病病人需经彻底治愈后，方可结婚、生育。

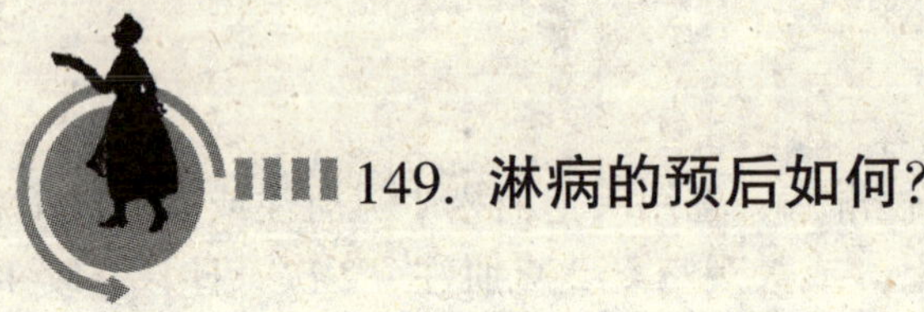

149. 淋病的预后如何？

淋病的预后一般是良好的，单纯性淋病经用大剂量抗菌药治疗后治愈率可达 95%，若治疗不彻底或延误治疗，可产生并发症或播散性淋病，引起不孕、不育、宫外孕、盆腔炎，尿道狭窄或失明等严重后果，甚至危及生命。

（郑和义）

四、非淋菌性尿道炎

150. 尿道炎分为几类?

尿道炎可以分为两大类：一类为特异性尿道炎，它是由化脓性细菌如葡萄球菌或大肠杆菌等引起的尿道炎。这种尿道炎常常是由于泌尿生殖系统或邻近脏器炎症的蔓延。它的发病与性接触无关，不属于性病。另一类尿道炎是由于特异性微生物引起的，称为特异性尿道炎。这类尿道炎可通过性接触而传染。其中由淋病双球菌引起的称为淋菌性尿道炎，而由其他特异性病原体引起的统称为非淋菌性尿道炎。

151. 什么叫做非淋菌性尿道炎?

非淋菌性尿道炎是指由性接触而传染的一种尿道炎，它在临床上有尿道炎的表现，但在尿道分泌物中查不到淋球菌。这里包括由衣原体、支原体、滴虫、疱疹病毒和念珠菌等各种微生物引起的尿道炎。衣原体及支原体引起的非淋菌性尿道炎，占非淋菌性尿道炎致病菌的 80% 以上。

152. 衣原体是怎样的微生物?

引起非淋菌性尿道炎的衣原体称为沙眼衣原体。它是介于细菌和病毒之间的一种原核微生物，呈球形。它本身无合成三磷酸腺苷(ATP)、谷丙转氨酶(GTP)能力，必须在宿主的细胞内生长繁殖，可形成包涵体，它的直径在0.3～0.5微米之间，无运动能力，姬姆萨染色可检出。必要时要用组织细胞培养方法才能检出。衣原体对热较为敏感，在56℃～60℃时仅能存活5～10分钟；而在冰冻条件下可存活数年；0.5%石炭酸能很快将衣原体杀死。

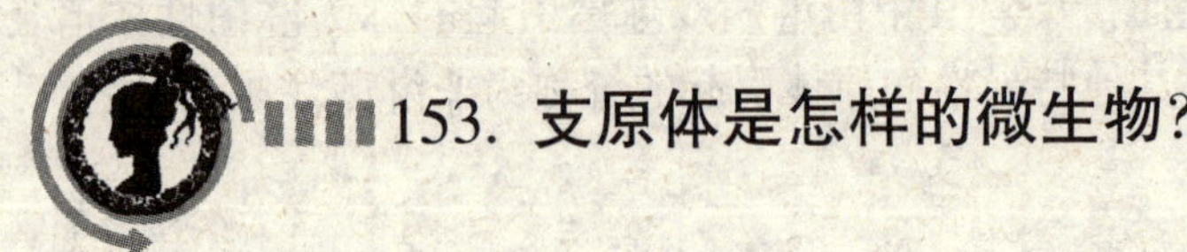

153. 支原体是怎样的微生物?

支原体是介于细菌及病毒之间的一种微生物。它没有细胞壁、直径0.2微米左右、呈球状或环形，可通过滤菌器，在人工培养基上可以生长繁殖。支原体对热的抵抗力也很小，一般在45℃条件下15～30分钟或50℃条件下5～15分钟即死亡；在冰冻条件下可存活数月到几年；石炭酸等消毒剂也能很快将其杀死。对肥皂、酒精、四环素、红霉素、卡那霉素等敏感。由于青霉素的作用是抑制细菌的细胞壁合成，所以青霉素对支原体是无效的。

154. 非淋菌性尿道炎的流行情况如何?

非淋菌性尿道炎是世界上发病率最高的性传播性疾病。60年代以后，非淋菌性尿道炎已成为欧美国家最常见的性病。发病率比淋病高2~5倍，有资料统计和估计，美国每年有250~300万人患非淋菌性尿道炎。据调查，我国非淋菌性尿道炎占性传播疾病发病率的第二、三位。由于非淋菌性尿道炎发病缓慢，症状轻，不容易受到重视。引起非淋菌性尿道炎的病原体可持续存在数月之久，且治疗需要较长时间，容易造成非淋菌性尿道炎的不断扩大流行。

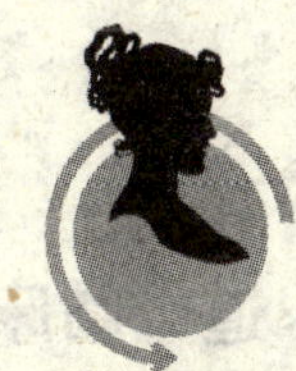

155. 非淋菌性尿道炎是怎样传染的?

非淋菌性尿道炎中约有40%是由沙眼衣原体感染，35%是由解脲支原体感染所致。在泌尿生殖系的感染中，沙眼衣原体和解脲支原体通过性接触而传播，新生儿则在分娩过程中受到感染。衣原体感染与年龄密切相关，年轻人感染率较高。性伴越多，感染的机会越多。

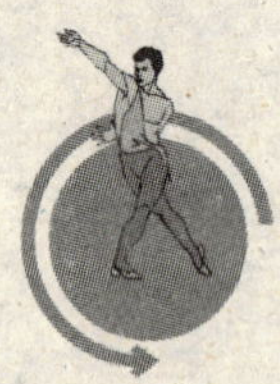

156. 男性非淋菌性尿道炎有何临床表现?

非淋菌性尿道炎好发于青壮年，男性多于女性。潜伏期为10～20天。主要表现是：①尿痛，表现为尿道内的不适、发痒、刺痛或烧灼感。时轻时重、疼痛的程度常常比淋病轻；②尿道分泌物及尿道红肿，分泌物多为浆液性或粘液脓性。比淋菌性尿道炎的分泌物稀薄。分泌物量也少，不太常见尿道口流出，长时间不排尿或晨起首次排尿前有时可见到逸出尿道口的分泌物污染内裤，结成粘糊状可封住尿道口。尿道口轻度红肿。合并膀胱炎时可出现血尿。还有些病人可无任何症状，也有不少病人症状不典型，因此，约有一半的病人在初诊时易被误诊。

157. 女性非淋菌性尿道炎临床表现如何?

女性非淋菌性尿道炎的临床表现是症状不明显。主要表现为宫颈的炎症和糜烂，分泌物增多，阴道及外阴瘙痒，下腹部不适感。这些病人可以从宫颈管内取材做衣原体检查来确诊。

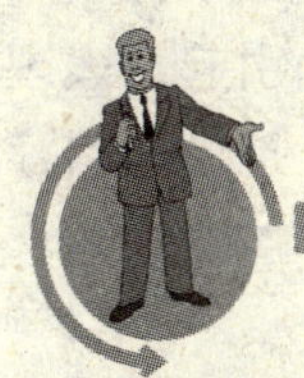

158. 男性非淋菌性尿道炎的并发症有哪些?

附睾炎是男性非淋菌尿道炎的主要合并症。它的主要症状是附睾肿大、发硬且有触痛，如累及睾丸时可出现疼痛、触痛、阴囊水肿和输精管变粗等，还可并发前列腺炎，有后尿道、会阴和肛门部位的重坠和钝痛、可产生性功能障碍。系统性并发症及生殖器外器官的感染较少见。

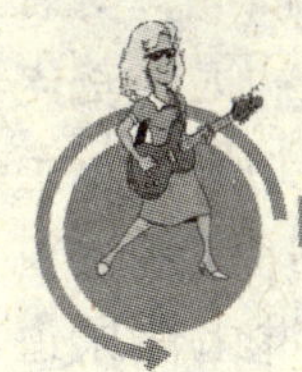

159. 女性非淋菌性尿道炎有哪些并发症?

在女性非淋菌性尿道炎并发症有急性输卵管炎、慢性输卵管炎。此外，衣原体感染还可引起异位妊娠、不育、流产、死胎等。

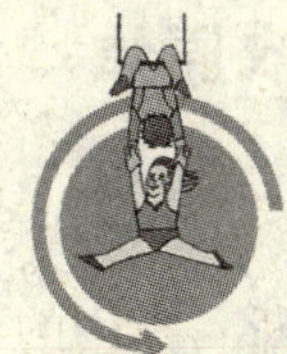

160. 儿童非淋菌性尿道炎的表现如何?

经母体产道使儿童感染衣原体可表现为以下症状：①新生儿衣原体结膜炎。生后 1～3 周发生结膜充血，常伴有鼻咽腔的感染而表现为咽炎；②衣原体肺炎。有报道说：婴儿6个月以内肺炎中有30%～40%是由衣原体感染而引起，表现为强力犬吠状咳嗽，起病缓慢，低热或不发烧，抗菌素治疗效果不理想。

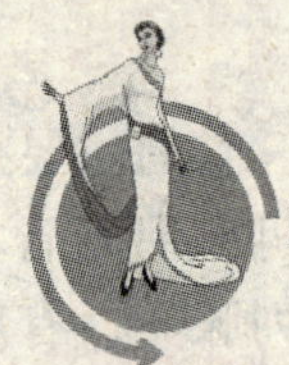

161. 如何确诊非淋菌性尿道炎？

由于有些患非淋菌性尿道炎的病人可无任何症状，发病缓慢，症状不典型，在初诊时易被误诊或漏诊，因此，对有尿道炎的病人，应注意以下几点：①对无症状的病人，首先确定有尿道炎，然后再与淋病作鉴别；②取分泌物进行革兰染色排除淋病的可能，当高倍视野下可见到10～15个中性粒细胞，同时无革兰阴性双球菌时，可疑诊为非淋菌性尿道炎；③免疫荧光法或酶免疫法检查沙眼衣原体或培养法检查解脲支原体，阳性者可以诊断。

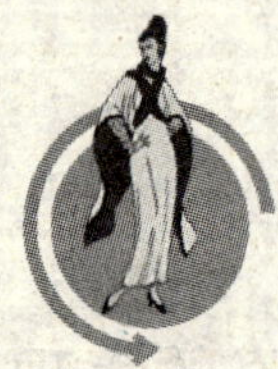

162. 常用哪些方法检查衣原体感染？

衣原体感染需经过一定的实验室检查才能诊断。常用的检查方法是衣原体培养、直接荧光抗体检测、酶标免疫反应和分子生物学检查如聚合酶链式反应(PCR)和连接酶链式反应(LCR)。

(1)衣原体培养：由于沙眼衣原体是在细胞内寄生，所以它只能在组织中培养。培养法的特异性好，但敏感性低，试验较复杂，费用高，一般临床少用，多为研究所用。

(2)直接荧光抗体检测：这是非培养法中应用较多的检测方法。此法操作容易，特异性好，但需要有经验的检验师检查。

(3)酶标免疫反应：这是目前应用最广的检测方法。该法的优点是快速、方便。但敏感性有时不够高。

(4)PCR和LCR：为分子生物学检查方法，是将标本数目有限的目标DNA或RNA序列成百万倍放大，使敏感性大大提高。本法对实验室的要求较严格，操作不规范易出现假阳性，我国规定必须是有条件的实验室并经过国家有关部门认可才能进行该项检测。

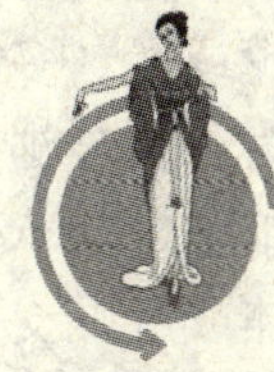

163. 化验支原体阳性就肯定是非淋菌性尿道炎吗?

目前通常采用培养法检查支原体。是不是支原体阳性就表示得了非淋菌性尿道炎?研究发现，青春期前的男孩中很少有支原体寄居，而女孩中有8%~22%携带支原体。以后因为性行为的关系，支原体的检出率有所增加。无症状的成年女性中的人型支原体检出率约18%，解脲支原体为57%。而在成年男性中解脲支原体检出率亦达14%。常规查体发现有相当比例的正常人支原体检查阳性。可见，一定比例的正常成人携带有支原体，因此，查到支原体不一定代表有非淋菌性尿道炎。诊断除了看化验结果外，还应该结合病史、临床表现等综合考虑。

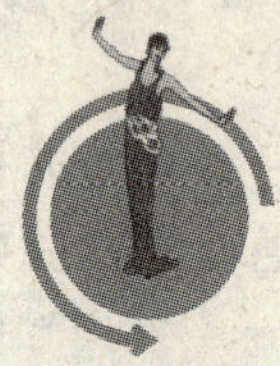

164. 非淋菌性尿道炎与淋病有何区别?

非淋菌性尿道炎和淋病都是以泌尿生殖系统化脓性炎症为主要表现的性传播疾病，两者的临床症状有相似之处，均可有尿急，尿频，尿痛及尿道有分泌物等。但是由于病原体的不同，两者之间是有区别的。

区别主要有以下几点：①非淋菌性尿道炎发病较慢，潜伏期可1~3周，而淋病则多在接触后3~5天内便急性发作；②症状轻而持续时间长，非淋菌性尿道炎一般无全身症状，仅有尿痛、尿急，无排尿困难。尿道分泌物少或无、多为稀薄黏液，但症状可持续数日。而淋病则常常为脓性分泌物，症状较重疼痛明显；③淋病的分泌物涂片白细胞内为革兰阴性双球菌，而非淋菌性尿道炎则可检出衣原体或解脲支原体。

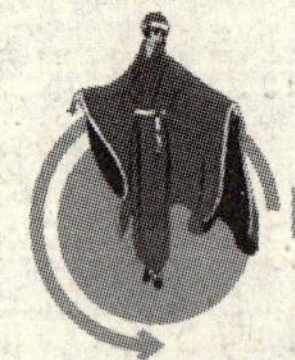

165. 非淋菌性尿道炎应与哪些疾病鉴别?

非淋菌性尿道炎因症状不典型，易漏诊或误诊，一般来说，病人或配偶有性乱史，除外淋病，再结合实验室检查可确诊、除淋病外，非淋菌性尿道炎还应与以下疾病鉴别：①霉菌性尿道炎或阴道炎。常伴有龟头炎或阴囊会阴皮炎，分泌物直接镜检或培养可见酵母菌生长；②疱疹病毒感染。分泌物多、排尿困难明显、外生殖器可有水疱、糜烂皮疹、腹股沟淋巴结肿大，抗生素治疗无效。

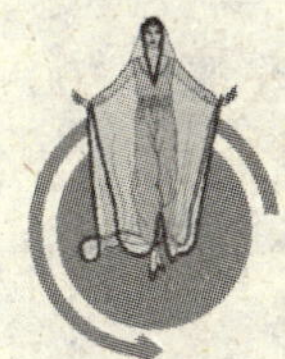

166. 初发非淋菌性尿道炎如何治疗？

选用多西环素 100 毫克，口服，2 次/日，连服 7～10 天；或阿奇霉素 1 克，一次顿服，需在饭前 1 小时或饭后 2 小时服用；或 红霉素 500 毫克，口服，4 次/日，连服 7 天。或琥乙红霉素 800 毫克，口服，4 次/日，连服 7 天。或氧氟沙星 300 毫克，口服，2 次/日，连服 7 天。或米诺环素 100 毫克，口服，2 次/日。连服 10 天。

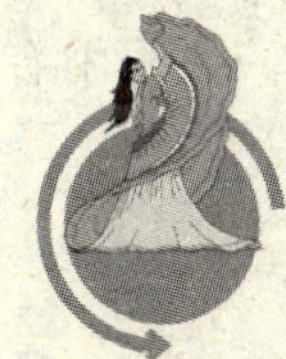

167. 复发性或持续性非淋菌性尿道炎如何治疗？

复发性或持续性病例尚无有效的治疗方案，推荐方案为甲硝唑 2 克，单次口服，加红霉素碱 500 毫克，口服，4 次/日，共 7 天；或琥乙红霉素 800 毫克，口服，4 次/日，连服 7 天。

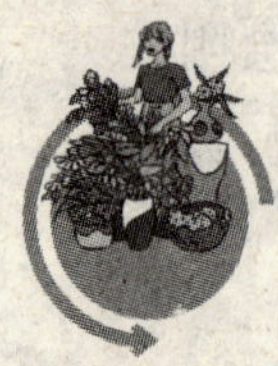

168. 孕妇非淋菌性尿道炎病例如何治疗？

禁用多西环素和氧氟沙星，推荐方案为：红霉素 500 毫克，口服，4 次/日，共 7 天；也可用：红霉素 250 毫克，口服，4 次/日，共 14 天；或琥乙红霉素 800 毫克，口服，4 次/日，共 7 天或阿奇霉素 1 克，一次服。

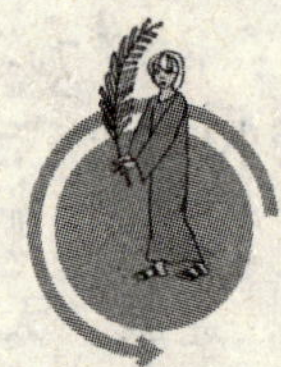

169. 新生儿衣原体眼结膜炎如何治疗？

可用红霉素干糖浆粉剂，剂量每日为 50 毫克/公斤体重，分 4 次口服，连服 2 周。如有效，再延长 1～2 周。用 0.5% 红霉素眼膏或 1% 四环素眼膏，出生后立即滴入眼中有一定的预防衣原体感染的作用。

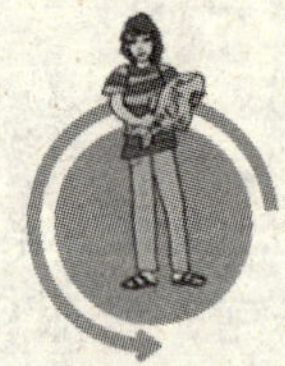

170. 非淋菌性尿道炎的治愈标准如何？

治愈标准是：自觉症状消失，无尿道分泌物，尿沉淀物涂片无白细胞，细胞涂片也未见衣原体。在判愈时，一般可不做病原体培养。分子生物学方法如 PCR 可查出死菌的抗原和 DNA，因此不能用来判愈。

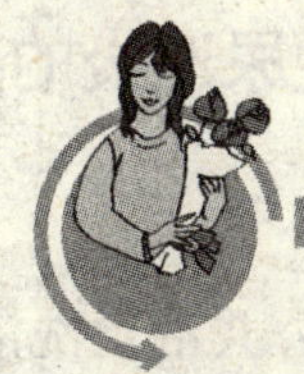

171. 为什么有些病人多次治疗后支原体检查仍阳性?

这可能是由于出现耐药的支原体，有报道 5% ~10% 的支原体对四环素类药物耐药，通过做支原体药物敏感试验有助于医生选择适当的抗菌素，另外有一定比例的正常成人携带有支原体，支原体阳性不一定代表非淋菌性尿道炎未治愈，值得指出的是，一些病人已经经过正规的药物治疗，症状已消失，但支原体检查仍阳性，这时可以不继续治疗，观察一段时间，必要时结合临床考虑是否复查。

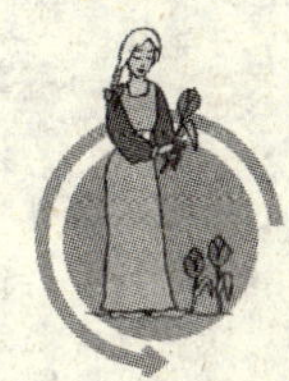

172. 非淋菌性尿道炎的预后如何?

非淋菌性尿道炎经及时正规治疗后预后良好，症状消失，无任何后遗症。如病人经治疗但症状持续存在，或症状消失后又出现，最可能的原因是其性伴未经治疗，发生再感染，或者是由于引起尿道炎或宫颈炎的其他原因的存在，应劝告病人复诊以查明原因。

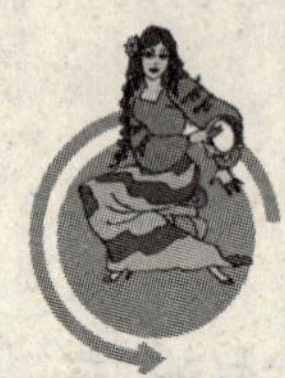

173. 怎样预防非淋菌性尿道炎的发生?

预防的关键是避免不洁性交。此外，在公共浴堂洗浴时，不提倡洗盆塘，衣服要单独存放。由于淋病增加了本病的发病机会，故患淋病后要积极治疗，彻底治愈。淋病治愈后要化验检查是否患有非淋菌性尿道炎。配偶一方患病后，另一方要做化验检查，发现患病后要积极治疗。

(郑和义)

五、尖锐湿疣

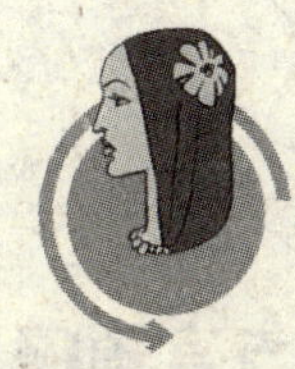

174. 什么是尖锐湿疣?

尖锐湿疣又称尖圭湿疣，生殖器疣或性病疣，是发生于肛周生殖器部位的疣状增生物，为最常见的性传播疾病之一。尖锐湿疣是由人乳头瘤病毒(human papillomavirus，HPV)感染引起的，在生殖道的皮损至少发现有100多种人乳头瘤病毒基因型，15种型(6、11、16、18、30、31、32、42、43、44、51、52、53、54、55)与尖锐湿疣密切有关，其中常见的有HPV6、11型。人乳头瘤病毒是一为7.9kb与细胞组蛋白相关，直径43~55纳米的环状双链超螺旋结构的小DNA病毒，HPV病毒颗粒外面有72个壳微粒，为20面立体对称外形，约有8000对碱基，病毒颗粒的分子量为5×10^6道尔顿，为一无包膜裸露型的病毒。乳头瘤病毒有严格的种属特异性，感染皮肤和黏膜的上皮细胞，而不产生系统感染。

175. 尖锐湿疣一定由性接触传播吗?

大部分尖锐湿疣是由性传播的，免疫功能降低或身体衰弱时的人体易患尖锐湿疣。肾异体移植者中患尖锐湿疣的危险性增加。在女性肾移植者中，27%的患者 HPV16 或 HPV18 阳性。HIV 感染者发生 HPV 感染及 HPV 相关肿瘤的几率增加。最近用免疫过氧化物酶染色和分子生物学方法可以检测抗原，证实在组织中存在病毒。

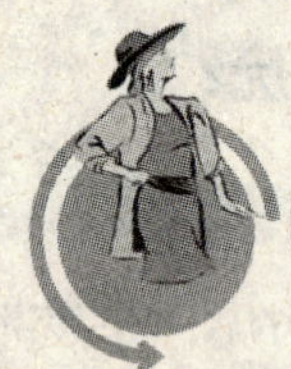

176. 人乳头瘤病毒与宫颈癌有关吗?

HPV 不仅是人患尖锐湿疣的致病因子，而且与人患肿瘤有关，根据大量流行病学研究，现已充分肯定 HPV 在生殖器、肛门癌中的病原作用。根据 22 个国家的 1000 例侵袭性子宫颈肿瘤的研究，发现 93% 病例均能由 PCR 检出 HPV DNA，其中 50% 为 HPV16。宫颈鳞癌、阴茎癌、外阴和肛周癌组织中有规律地检出 HPV DNA 序列。因此 HPV16、18、31、39 型被称为高度危险的 HPV，尤其是宫颈癌的发生与此类 HPV 关系更密切。HPV DNA 的存在方式与癌变过程有一定联系。在癌前病变中，HPV DNA 呈游离状态，而在浸润癌组织细胞中呈整合状态，且有较一致的整合部位，即 E1 ~ E2 之间。有作者报告 10% 宫颈人乳头瘤病毒感染妇女在 1 年内将发展为宫颈上皮内瘤。但生殖器感染 HPV16 或 HPV18 后，亦不一定就发展成恶性肿瘤，尚需其他因素协同作用，如合并其他病毒(HSV, CMV)或微生物(如沙眼衣原体)感染，可能导致宿主细胞基因和 HPV 基因表达的变化；激活癌基因，如 ras 癌基因；宿主免疫状态改变；吸烟或其他致癌物质等。在外阴、阴道和阴茎的原位癌或上皮肿瘤，包括鲍温样丘疹病、宫颈上皮内瘤和生殖道浸润癌中均发现人乳头瘤病毒感染。

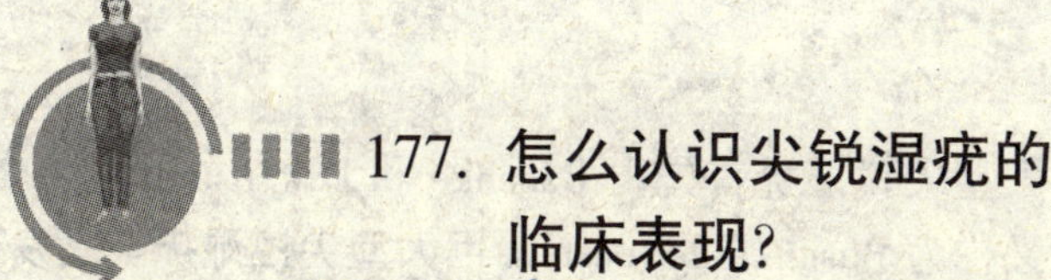

177. 怎么认识尖锐湿疣的临床表现？

尖锐湿疣大多发生在性活跃的16~25岁的人群中。潜伏期3周至8个月，平均约3个月。女性患者尖锐湿疣好发于大小阴唇、阴蒂、会阴、阴道入口处、阴道和宫颈，至少20%的女性患者的会阴和肛周皮肤易被波及，女性患者多数有外阴瘙痒、白带增多的主观症状，个别有烧灼感、疼痛或出血。而男性多发生在冠状沟、龟头、包皮、系带，其次是尿道口、阴茎、阴囊，在肥胖的患者，臀间隙是易发生的部位，同性恋者可发生于肛周及直肠。大约15%的阴茎尖锐湿疣患者可伴发肛周疣。同性恋者肛门疣比阴茎疣要多好几倍，如国外有作者报告在402例同性恋者中，肛周疣发生率是阴茎疣的5倍。尖锐湿疣偶有发生于耻骨处、腋下、腹股沟、乳房下等间隙部位及面部、口腔内、唇、舌及腭部。皮损为淡红至淡褐、深褐色带蒂的突起，细小淡红丘疹，逐渐增大，可为乳头状，鸡冠状或融合成菜花状，通常1~4毫米，最大15毫米或几厘米。多发丘疹群集可融合成片或斑块样。阴道、宫颈口尖锐湿疣可用阴道镜检查，镜下可见扁平状、菜花状，表面粗糙呈尖峰状或白色、淡红色谷穗状表现。

178. 什么是巨大型尖锐湿疣?

巨大型尖锐湿疣首先由 Buschke 和 Lowenstein 在 1925 年描述，又称为 Buschke-Lowenstein 巨大型尖锐湿疣。是发生在阴茎的病变，好发于龟头和包皮，也可见于女阴和肛门，黏膜色或淡红色扁平状菜花样肿瘤，为恶性病变。易发生在细胞免疫功能减低的患者，如 HIV 阳性患者、免疫抑制剂治疗者、Hodgkin 病患者或妊娠等情况的人。Kato 等(1993)报告 1 例 44 岁男性日本人患巨大尖锐湿疣；发生于右侧腹股沟的罕见部位，呈巨大葡萄样结节，由多发小结节组成，大小为 135 厘米 ×65 厘米 ×40 厘米。脏器移植患者有免疫抑制，可在肛门发生巨大尖锐湿疣，此型尖锐湿疣组织病理学上无恶性证据，是介于尖锐湿疣及鳞状细胞癌之间的肿瘤，但多种致癌因素促使其恶变。Chu 等(1994)分析了在英文医学杂志上发表的 42 例巨大尖锐湿疣，形状均巨大，形成溃疡，侵入较深组织，恶变率高达 56%，复发率高达 66%，但无远处转移，均在复发后死亡，死亡率 20%。50% 病例最初治疗采用外科手术切除而复发，第一次复发平均时间是 10 个月，复发后 17 例采用外科切除，5 例采用化学放射治疗，加或不加局部治疗，外科切除组治愈率 61%，化学放射治疗加或不加局部治疗组治愈率 25%。因而肛门直肠及肛周巨大尖锐湿疣是高度进展性肿瘤，具有复发和恶变特性，但无远处转移特性，复发率高。

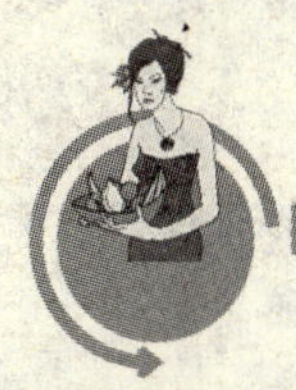

179. HPV 亚临床感染怎么诊断?

临床上可见的尖锐湿疣仅代表冰山上的尖峰，然而大量并存的亚临床型 HPV 未被发现。此类型患者可无症状，通过性接触而感染他人，因而要引起重视。亚临床型即肉眼未见疣体，5% 醋白试验阳性，用棉拭子蘸 5% 醋酸涂于可疑皮损上，3～5 分钟后可观察到变白的部位，称醋酸白现象，原理为蛋白质凝固的结果，即为有尖锐湿疣。假设 HPV 感染细胞产生的角蛋白与正常的未感染上皮细胞产生的不同，只有 HPV 感染细胞才能被醋酸脱色。亚临床型感染组织病理上有尖锐湿疣改变。

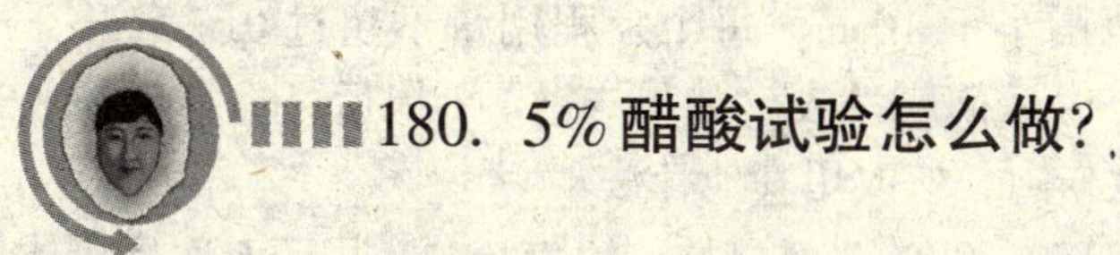

180. 5% 醋酸试验怎么做?

5% 醋酸试验，又称醋白试验，在可疑的受损皮肤上用 5% 醋酸液涂抹或敷贴，3～5 分钟有尖锐湿疣的皮肤局部发白为阳性。机制尚不清楚，可能是 HPV 感染上皮的不正常细胞而使蛋白凝固的结果。醋白试验对诊断与指导治疗尖锐湿疣有很大价值。然而醋白试验也有假阳性或假阴性，故应结合临床表现和其他检查结果综合分析。

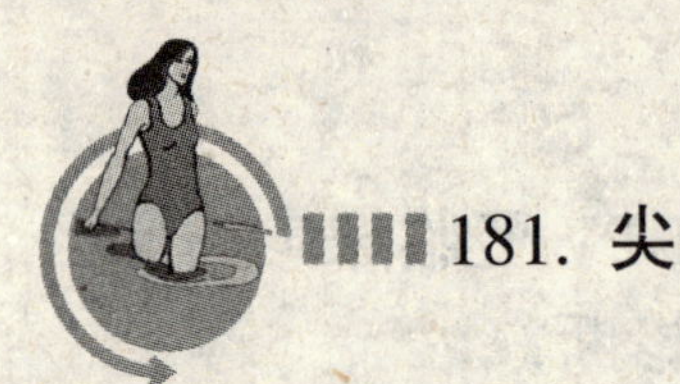

181. 尖锐湿疣怎么治疗?

在治疗方面要注意有否其他性病或其他局部感染，若有要先治疗或同时治疗，否则疗效差，复发率高。对可疑HPV亚临床感染区应做5%醋酸白试验或进一步活检病理确诊，尽快及早治疗。应同时治疗性伴侣，未治愈前不应进行性生活。

(1)鬼臼毒素酊(podophyllotoxin)：也称足叶叶毒素酊，局部外用，是1990年世界卫生组织推荐的治疗尖锐湿疣的一线药物。其药理作用主要是抑制受HPV感染细胞的有丝分裂，因而引起生殖器疣体坏死、脱落，达到治愈的目的。

(2)10%～25%足叶草酯(podophyllin)：这是一种复方安息香酊制剂，外用时应避免其全身吸收和防止毒性。适用于疣体范围小于10cm，每个疗程用量不超过0.5毫升，用药1～4小时后彻底洗去。如果未愈，1周后可重复用药，若用药6次未愈，应改用其他疗法。

(3)80～90%三氯醋酸：治疗疣体。用药6次后疣体仍存在则应改用其他疗法。

(4)液氮冷冻治疗：相对廉价，不需麻醉，治愈率约63%～88%，但易复发。

(5)二氧化碳激光治疗：需使用局麻，易复发。

(6)电干燥法及电烙术治疗：有效率约94%，复发率22%，需局麻，有中度不适感。

(7)抗病毒疗法：干扰素(interferon，IFN)是生物细胞在感染病毒后或在某些诱导剂的作用下产生的一类糖蛋白，分

为 α、β、γ 干扰素。有抗病毒作用，抗增生作用及免疫调节作用，因而治疗尖锐湿疣时可与其他方法联合应用，或用其他方法去除疣体后再用干扰素，以达到辅助治疗或减少复发。可采用皮损内注射，每次 100 万单位，1 周 3 次，共 9 次。目前已有外用的干扰素凝胶，有一定疗效。

(8)白介素(IL)：是生物细胞(包括角质形成细胞)受损伤后产生的一类介质，是抗体防御机能的表现。治疗尖锐湿疣用 IL-2，是由活化的 T 淋巴细胞产生的糖蛋白(分子量 1500)，对减少复发有一定辅助疗效。

(9)氟尿嘧啶：近来研究应用其他方法治愈后，再局部应用氟尿嘧啶霜防止复发。

(10)5% 咪喹莫特乳膏(imiquimod cream)：商品名明欣利迪，非核苷类异环胺类药，是新型外用免疫调节剂，有抗病毒作用，通过诱导机体产生 IFN-α、β、γ 之类细胞因子而发挥作用，还可刺激 HPV 特异性 T 淋巴细胞免疫，杀死已感染 HPV 的细胞，使尖锐湿疣疣体变小，并最终清除其感染。治疗方法为每晚用 1 次，用药 6～10 小时后用肥皂水清洗，每周用 3 次，少数每日 1 次，共 16 周，治愈率 50%～83.3%。

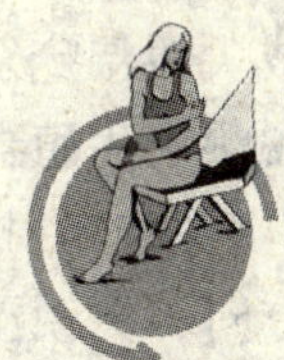

182. 妊娠期尖锐湿疣如何治疗？

可能由于妊娠期母体免疫功能抑制，因而妊娠期尖锐湿疣增大迅速，从而对分娩造成机械性障碍，建议用手术切除或二氧化碳激光治疗。HPV6、11 感染可引起喉乳头瘤病。

喉乳头瘤在剖宫产的婴儿也有发现，因而行剖宫产预防尖锐湿疣的作用不能肯定。因此，为了预防新生儿 HPV 感染而行剖宫产并不可取，但确因疣体阻塞产道或从阴道分娩有导致大出血可能时应行剖宫产。

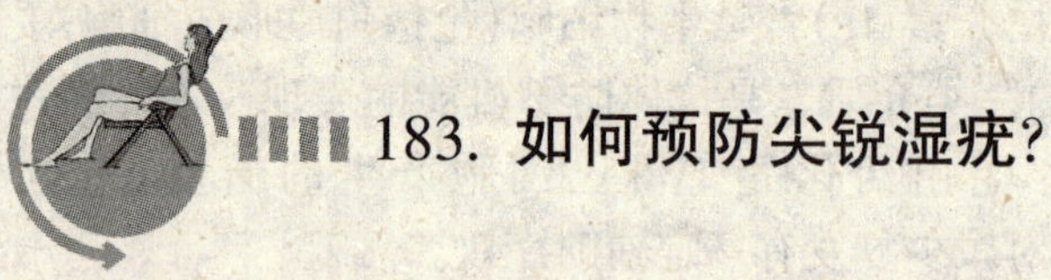

183. 如何预防尖锐湿疣？

尖锐湿疣易复发，复发的原因可能与患者存在其他性传播疾病感染有关，因而在治疗尖锐湿疣时应全面检查性传播疾病。发现若有淋病或非淋菌性尿道炎要及时治疗。尖锐湿疣复发也可能与亚临床现象存在有关，因而上药或用其他方法治疗时可应用 5% 醋酸检查，以便较彻底进行治疗。尖锐湿疣 HPV 潜伏感染可能导致尖锐湿疣复发。由于有 HPV 潜伏感染使非皮损区产生新的临床和亚临床皮损，二氧化碳激光或冷冻等局部去疣治疗后，通过溃疡周围 HPV 感染细胞修复溃疡上皮过程使原皮损部再发新的皮损。尖锐湿疣患者尿道内 60% HPV 潜伏感染成为传染危险的 HPV 库存灶，即可造成性伴间的 HPV 传染，又可通过自我感染造成尖锐湿疣复发。由于尖锐湿疣 HPV 潜伏感染广泛存在于尖锐湿疣生殖器之非皮损区及尿道内，单纯的局部疗法有时是不够的，寻找更有效调节宿主免疫功能将是治疗尖锐湿疣的方向。尖锐湿疣疫苗正在研究中。为预防尖锐湿疣的感染或再感染，根本的措施是防止性乱，要洁身自爱，此外，为预防间接感染，提倡不用公用毛巾、浴巾，不在共用的浴盆中沐浴。

（刘跃华）

六、生殖器疱疹

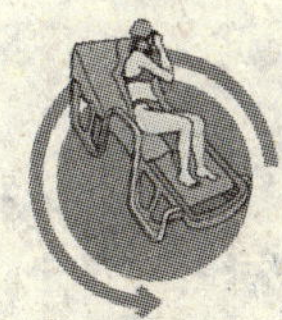

184. 什么是生殖器疱疹?

生殖器疱疹主要是由单纯疱疹病毒Ⅱ型，少数是由单纯疱疹病毒Ⅰ型所引起的一种较常见的、易复发的性传播性疾病。本病多发生于20～40岁的性活跃的年轻人。

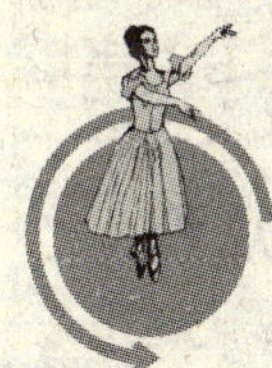

185. 生殖器疱疹发生在什么部位?

生殖器疱疹主要发生在生殖器部位，例如，女性的宫颈、阴道、尿道及外阴；男性的阴茎和尿道；肛交者可在肛门部位及直肠发生损害。

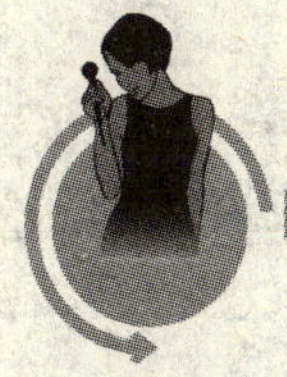

186. 生殖器疱疹是如何传播的?

生殖器疱疹主要是由直接的性接触而传染，只有少数是由日常生活中密切接触被污染的生活用品而受到感染，另外，患有生殖器疱疹的孕妇，其胎儿可在宫内受到感染，还可因羊膜早破而发生逆行性的感染或在分娩过程中受到感染。

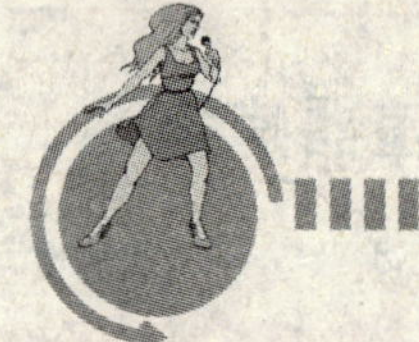

187. 生殖器疱疹的潜伏期是多久?

生殖器疱疹从感染到发病的潜伏期为 2～20 天，平均时间为 1 周左右。

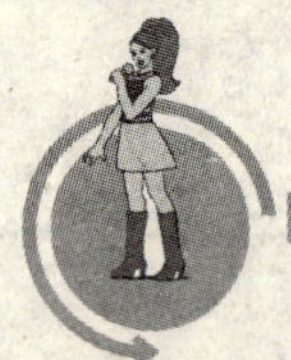

188. 生殖器疱疹分几型?

根据患者发病的时间、次数和临床表现的不同，生殖器疱疹可分为原发感染、复发感染、无症状感染(也称亚临床感染)三型生殖器疱疹。

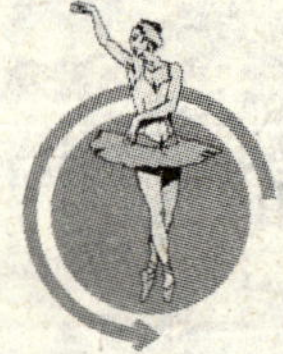

189. 原发性生殖器疱疹有什么临床表现?

这型患者的症状最重，患者既往无生殖器疱疹的发病史，发病初期可伴有全身症状，如发热、头痛等不适感，并在生殖器部位出现多个小丘疹、小水疱或脓疱，继而形成糜烂或溃疡，患者感病变部位瘙痒或疼痛，严重时可发生排尿困难，阴道、尿道出现异常分泌物及双侧腹股沟淋巴结炎，一般在发病 1 周左右局部症状逐渐加重，第 7～11 天达到最严重，2 周之后局部结痂、愈合。

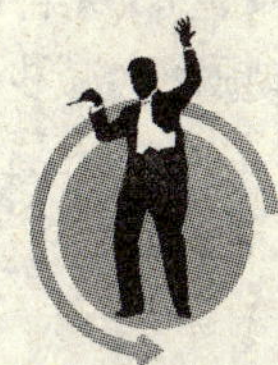

190. 男性原发性生殖器疱疹的表现如何?

一般有 1 周或 3～5 天时间的潜伏期，皮损主要发生于阴茎头、冠状沟、尿道口、阴茎体及阴囊等部位。表现为具有瘙痒感的小红丘疹，丘疹很快变为水疱，几天后发生糜烂及溃疡，伴有剧烈的疼痛感。2 周左右后，皮损结痂、愈合。

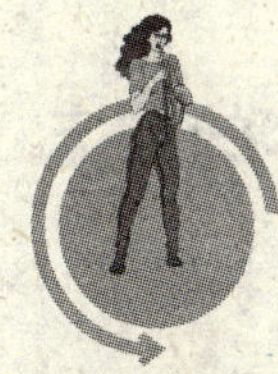

191. 女性原发性生殖器疱疹的表现如何?

女性原发性生殖器疱疹的表现要比男性重，表现为外阴阴道炎，还有部分患者可发生宫颈炎，表现为阴道分泌增多，还可出现排尿困难及尿潴留的症状，并可出现局部淋巴结肿大及疼痛，一般在 1～2 周内愈合。

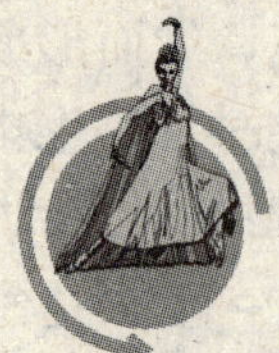

192. 复发性生殖器疱疹什么时候发生？

可在原发性疱疹消退后的 1～4 个月内发生。复发的频率有个体差异，可每年发作数次，随时间的推移，发作频率会减少。

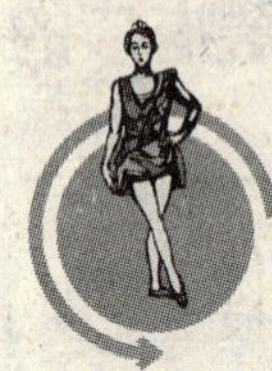

193. 复发性生殖器疱疹的发病诱因如何？

复发性生殖器疱疹患者在发病前可能有以下诱因：疲劳、月经期、精神紧张、外伤或其他感染等。

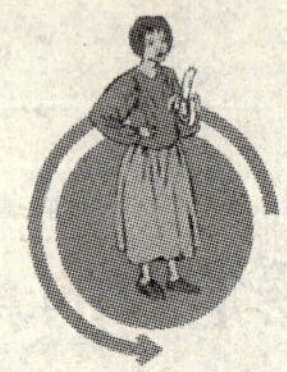

194. 复发性生殖器疱疹的临床表现如何？

复发性生殖器疱疹患者在发疹前可有局部瘙痒、烧灼感，多局限于生殖器部位，常为单侧发病。先出现红斑，并在红斑的基础上发生簇集的水疱，个数为数个到十几个，一般 7～10 天可愈合。复发性生殖器疱疹的全身症状不明显，但一般女性患者症状较男性重，宫颈炎的发生比例比原发性生殖器疱疹要低。

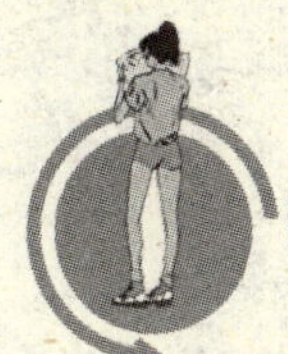

195. 无症状型生殖器疱疹表现如何？

即亚临床型的生殖器疱疹，有大约 50% 的生殖器疱疹病毒感染的患者在临床上无明显的症状，即皮疹的表现不典型，可只表现为生殖器部位的细小裂隙、小片红斑等，因症状不典型，此型往往成为生殖器疱疹的主要传染源。

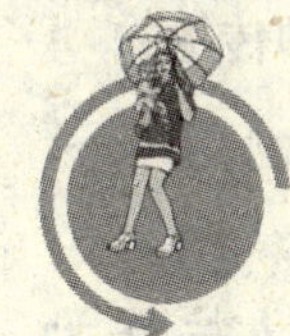

196. 同性恋者生殖器疱疹的临床表现如何？

同性恋的男性如感染了生殖器疱疹，可表现为肛门、肛周及直肠的水疱及浅溃疡，可出现肛门直肠疼痛、便秘、里急后重、肛门瘙痒、排便困难等，严重者可发生直肠炎，伴有发热及腹股沟淋巴结肿大。

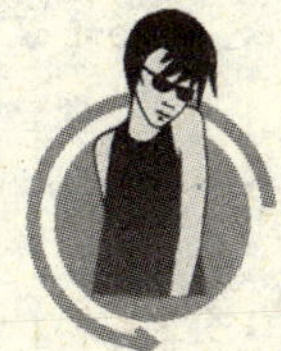

197. 孕妇的生殖器疱疹表现是怎样的？

受疱疹病毒感染的孕妇，可在妊娠的最后 3 个月发生宫内感染，但很少见，一旦发生则胎死率很高。另外，分娩时可通过产道受感染或羊膜早破而发生逆行感染，新生儿可有病毒血症、局限性或播散性的病毒感染及脑炎。

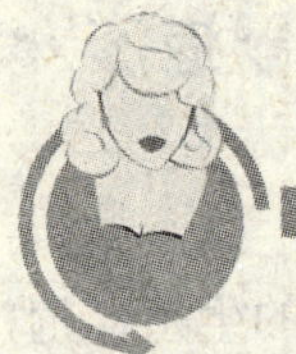

198. 生殖器疱疹与艾滋病有关吗?

因为艾滋病患者的免疫功能明显下降，故感染了疱疹病毒后可发生广泛而严重的皮肤、黏膜溃疡，累及肛周、阴囊、阴颈或阴道等部位，疼痛及溃疡可持续数月，另外，生殖器疱疹所发生的生殖器部位的溃疡可促进艾滋病病毒的传播。

199. 生殖器疱疹可以发展为肿瘤吗?

研究表明，Ⅱ型疱疹病毒的感染与宫颈癌的发病密切相关，患生殖器疱疹的病人发生癌症的机会增多。

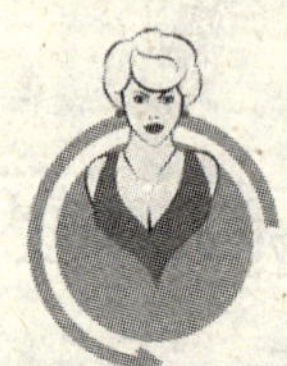

200. 生殖器疱疹如何诊断?

生殖器疱疹的主要诊断依据是：患者有不洁的性交史或配偶有生殖器疱疹的感染史；有典型的临床表现；结合实验

室检查。目前较常用的实验室检查方法是疱疹病毒抗体 IgM 及 IgG 的检测。

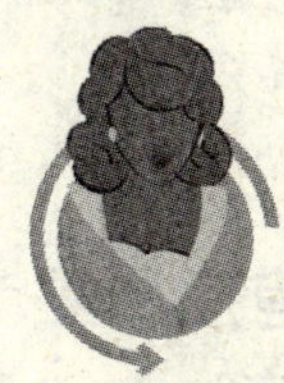

201. 生殖器疱疹应与哪些疾病相鉴别?

要与生殖器疱疹相鉴别的其他性病有：梅毒下疳，表现为单个的生殖器部位的糜烂、溃疡，无痛、痒感，梅毒血清学试验为阳性。要与生殖器疱疹相鉴别的其他皮肤病有：接触性皮炎、药疹、脓疱疮、带状疱疹、白塞病等，从病史及相应的实验室检查方面可以鉴别。

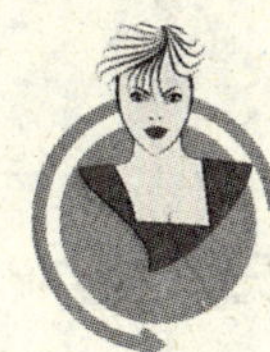

202. 如何预防生殖器疱疹的发病?

患有生殖器疱疹的患者应避免性行为，保持皮损部位的清洁、干燥，无症状有可能也有一定的传染性，故应提倡使用阴茎套。

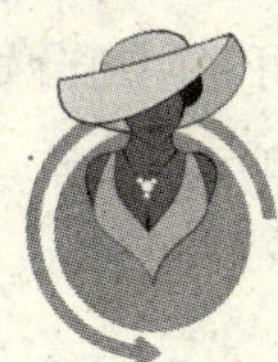

203. 生殖器疱疹如何治疗?

用于治疗生殖器疱疹的抗病毒药物有：阿昔洛韦、泛昔洛韦、赍昔洛韦、万乃洛韦等，在治疗原发性生殖器疱疹时，一般服药 7～10 天；在治疗复发性生殖器疱疹时，最好在出现前驱症状或发现皮损的 24 小时内服药，连服 5 天。

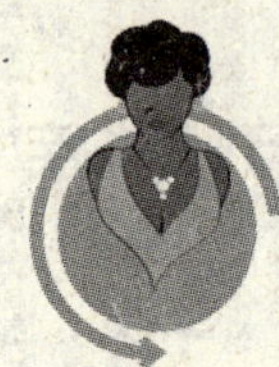

204. 复发性生殖器疱疹反复发作者如何治疗?

复发性生殖器疱疹反复发作，如每年发作超过 6 次，为减少复发的次数，可将上述的口服抗病毒药物连续服用 4 个月到一年的时间。局部用药有：阿昔洛韦溶液及霜剂、赍昔洛韦乳膏及肽丁胺霜剂等。

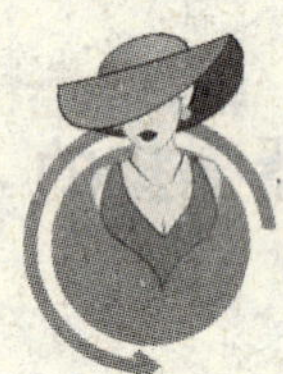

205. 妊娠期如患疱疹怎么办?

早期妊娠如患原发性生殖器疱疹，胎儿有被感染的可能，但不一定要终止妊娠，可根据孕妇的意愿决定是否终止妊娠；在妊娠后期，分娩时发病者需作剖宫产；妊娠末 3 个月，因复发时的症状较短暂，只要分娩时无活动性损害可经阴道分娩；如临产时发现有生殖器疱疹，羊膜已破，应进行剖宫产。

（孙秋宁）

七、软 下 疳

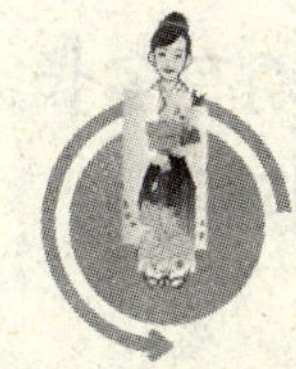

206. 什么是软下疳？

软下疳是由杜克雷嗜血杆菌引起的性传播性疾病，它是一种生殖器部位的急性局限性疾病，表现为生殖器部位一个或多个疼痛性溃疡，常伴有疼痛的化脓性腹股沟淋巴结肿大。

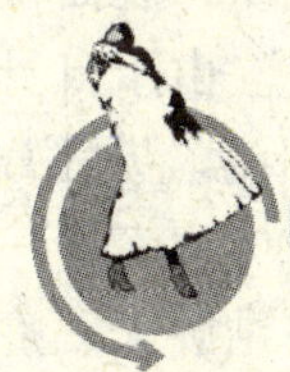

207. 软下疳是怎样传播的？日常生活接触会传染吗？

软下疳是通过性接触传播的，也能自身接种。多数患者为男性，男女比例10∶1，男性病人多的可能原因是：①男性外生殖器解剖特点使得很容易发现疾病；②少数已感染的女性多为妓女，此人群可造成本病在男性嫖客中流行；③部分感染的女性仅有宫颈溃疡而无其他表现，不易诊断。此病主要流行于热带及亚热带地区的发展中国家，多在卫生条件较差及贫困的人群中发生。解放前我国上海软下疳患者约占皮肤科初诊病人数的0.27%，建国初期我国部分皮肤科门诊还可见到此病，20世纪60年代基本绝迹。90年代我国部分地区又有个例报告。多集中在沿海地区，但多为临床诊断，未经实验室检查确诊。

日常生活接触不会被传染。

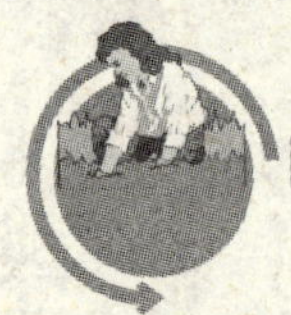

208. 软下疳的潜伏期有多长？其主要表现是什么？

软下疳潜伏期2～10天，多数4～7天。

潜伏期过后，外生殖器部位出现红色炎性丘疹，1～2天迅速变成脓疱。2～5天内破溃形成边界清楚、边缘不整齐有潜行的溃疡，多为圆形或卵圆形，直径2～20毫米。部分溃疡表浅，多数较深，基底为血管丰富的肉芽组织，表面常有脓性渗出物，触之柔软，有明显疼痛，易出血。由于自身接种，溃疡周围可出现2～5个卫星状分布的小溃疡。男性常出现腹股沟淋巴结炎即炎症性横痃，约发生于50%患者。一般在溃疡发生后数天到3周出现，多为单侧淋巴结肿大，疼痛明显，表面可发红波动，可破溃形成窦道。女性出现此情况少见，可能与女性生殖道淋巴液引流和男性不同有关。

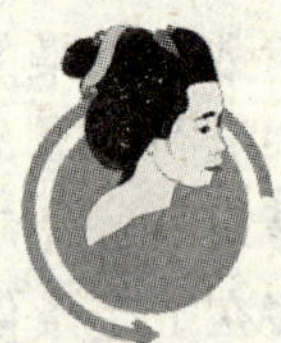

209. 软下疳主要发生在哪些部位？

男性的溃疡多发生在包皮、冠状沟、龟头、阴茎、肛周，疼痛剧烈。女性溃疡常发生在大小阴唇、阴蒂、阴道口、阴道壁、宫颈、尿道口、会阴等部位，疼痛较轻，仅在尿液刺激时有烧灼感。由于自身接种，皮损也可出现在手、乳房、股部、腹部、口唇、口腔内、眼睑等非生殖器部位。

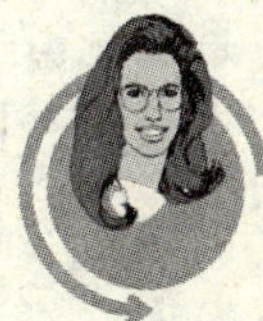

210. 软下疳需要与哪些疾病区别?

软下疳需与下列疾病鉴别：①硬下疳：这是一期梅毒的表现。一般潜伏期2~3周，为坚硬无痛性溃疡，据此可区别。梅毒螺旋体暗视野及梅毒血清试验可进一步区分。但要注意两者的混合感染；②生殖器疱疹：此病为反复发作的集簇状分布的小水疱，破溃后形成的溃疡很浅，疼痛较轻，每次发作基本在同一部位。而软下疳溃疡一般较深，疼痛更剧烈；③性病性淋巴肉芽肿：此病表现为一侧或双侧腹股沟淋巴结肿大，触痛较轻，多在原发损害出现1~4周后发生，而此时原发损害多已消退。由于腹股沟韧带将肿大的淋巴结团块上下分开，两侧隆起中间凹陷，形成一长条沟槽，称为“沟槽征”，这是其特征性表现，可与软下疳鉴别。补体结合试验有助于进一步区分二者。

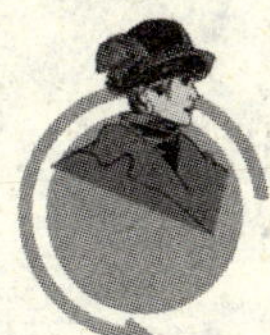

211. 软下疳有哪些检查方法?

软下疳有以下检查方法：①涂片检查：从溃疡基底或横痃

取标本直接涂片显微镜检查，可见革兰阴性短棒状杆菌。但易出现假阳性及假阴性，结果不可靠。不能作为确诊依据；②分离培养：一般需两种以上不同的培养基；③确诊试验：分离培养出现阳性菌株时，通过生化鉴定如确定为杜克雷嗜血杆菌，才能明确诊断；④聚合酶链反应检测(PCR)：此法是杜克雷嗜血杆菌的一种有效的检测方法，但由于实验条件要求较高，目前仅作为实验研究的一种方法，不能作为临床确诊的有效方法。

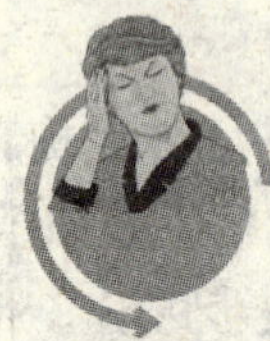

212. 如何治疗软下疳?此病可以治愈吗?

主要是药物治疗，美国疾病控制中心推荐的治疗方案为：①阿奇霉素 1 克，口服，单次给药；②头孢曲松 250 毫克，肌注，单次给药；③环丙沙星 500 毫克/次，口服，每日两次，共 3 天；④红霉素 500 毫克/次，每日 4 次，共 7 天。但由于抗菌素的滥用，目前耐药的情况越来越多，最好的办法应是做培养的同时，做抗菌素药物敏感试验，以求达到最快最有效的治疗。

治疗时注意：孕妇及哺乳期妇女选药应慎重。

一般只要选药恰当，治疗及时，此病是可以治愈的。

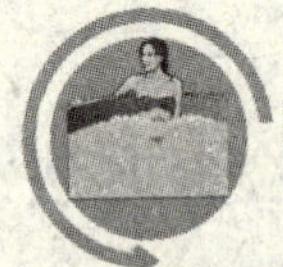

213. 孕妇如果感染此病怎么办?

孕妇如感染此病，治疗方法相同，但是应注意药物选择中的禁忌。比如阿奇霉素对于孕妇和哺乳期妇女是否安全还不肯定；环丙沙星妊娠期禁用。所以，选择药物时一定注意安全性。

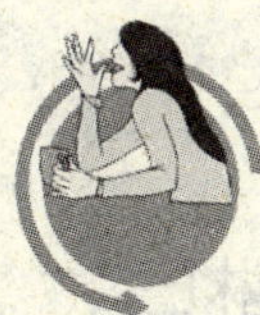

214. 软下疳会影响胎儿吗？

此病为局部的细菌感染，如果治疗及时，且选药正确、安全，应无明显影响。

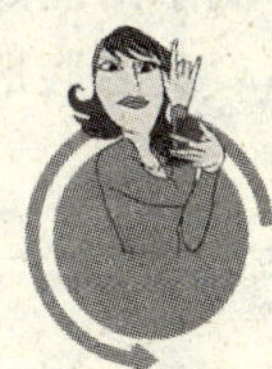

215. 如患软下疳可以怀孕吗？

因为此病是可以完全治愈的，如患病时未怀孕，治愈后再怀孕最好。

（李红春）

八、性病性淋巴肉芽肿

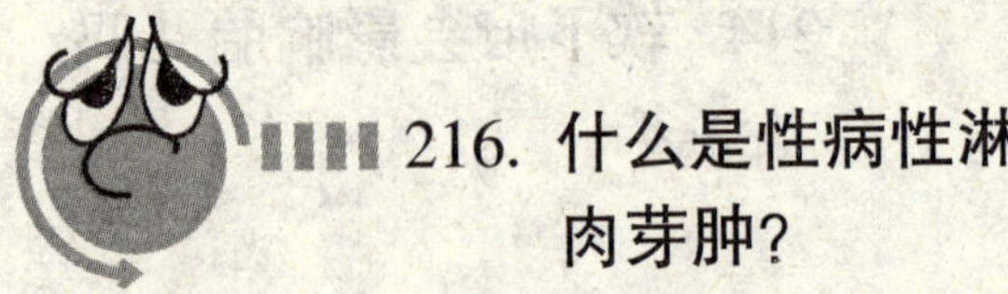

216. 什么是性病性淋巴肉芽肿？

是由沙眼衣原体感染，经性交传染的一种发病率比较低的性病，在20世纪30～40年代，本病发病率低于淋病、梅毒及软性下疳，居第四位，故名“第四性病”，又名腹股沟淋巴肉芽肿。

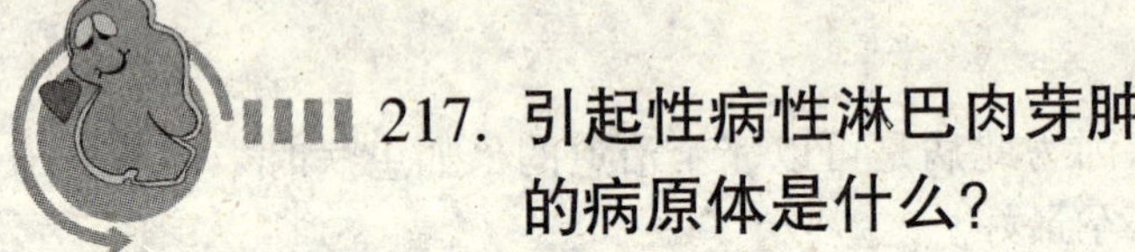

217. 引起性病性淋巴肉芽肿的病原体是什么？

本病是由沙眼衣原体的L1、L2、L3血清型所致，此型衣原体的生物学及血清学特点与一般沙眼衣原体和引起非淋球菌性尿道炎的衣原体不同，其直径为300～400nm，内含染色体组，有DNA、RNA和核糖体，电镜可见到胞膜。本病原体可在鸡胚绒毛尿囊膜及卵黄囊中增殖，也能在组织或细胞培养中生长，在被感染的细胞浆内可出现含糖原基质的包涵体。它的毒性更大，可以使巨噬细胞受染，侵犯淋巴结。人类是此种衣原体的自然宿主。一般是通过性交或同性恋的异常性行为感染，偶有接触患者分泌物感染者。

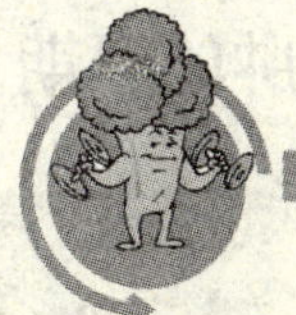

218. 性病性淋巴肉芽肿的流行情况怎样?

世界各地均有散在发生本病，以热带及亚热带地区多见，如南美、东南亚地区；在性病流行的地方，如在印度占性传播疾病的6%，在尼日利亚、赞比亚及卢萨卡占2%。北美国家多见于来自热带的旅游者或同性恋者。本病解放前在我国并不少见，如1949年北京封闭妓院后从原1284名妓女中发现第四性病患者占28.7%。20世纪60年代该病已在我国消失，但在性病死灰复燃后，20世纪90年代初开始有可疑病例发现，但是由于缺乏特异性诊断试验方法，目前确诊病例极少。值得注意的是，目前来我国旅游者日渐增多；劳务输出到东、西非洲等国增多，很有可能把本病原体带入国内，应提高警惕。

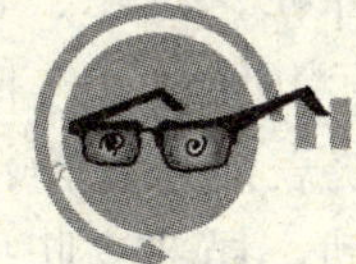

219. 感染性病性淋巴肉芽肿病原体后多长时间发病?

性接触感染后，经1~3周潜伏期，平均10~14日，亦有超过5周者。多见于青壮年，男女比例5:1。在男性龟头、冠状沟、包皮、阴茎上，或在女性阴唇上发生疼痛性丘疹、疱疹、水疱，继之破溃形成溃疡。

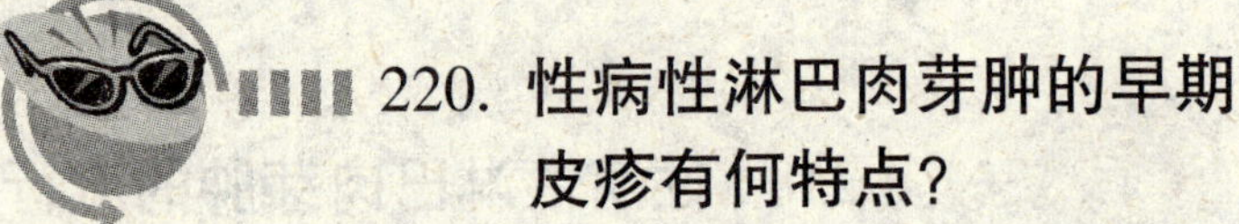

220. 性病性淋巴肉芽肿的早期皮疹有何特点？

临床上可见暗红色丘疹、水疱，开始几乎无自觉症状；丘疹逐渐增大，出现结节。疱疹原发灶一般2～3个。丘疹及结节多为1个。女性初发症状不如男性明显，如出现皮疹也很小，多在大阴唇或阴道内，单发无痛感，愈合后不留瘢痕。同性恋者的肛门、口腔亦可发生同样皮损，都是由异常性交感染的，早期皮疹不经治疗可以自愈。

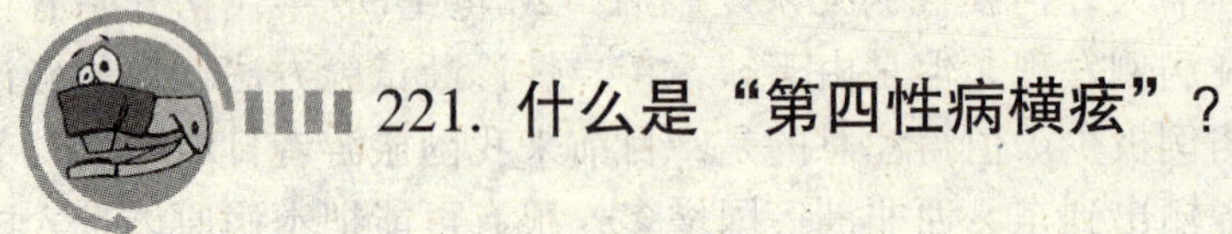

221. 什么是“第四性病横痃”？

经1～3周患者腹股沟部位淋巴结一侧或双侧肿痛。称为“第四性病横痃”。初起数个淋巴结孤立存在，质硬、有疼痛及压痛，继之融合在一起呈团块，约有10%～20%的病人因腹股沟韧带将其分隔为两部分，皮肤表面呈现槽沟状，故形容为“沟槽征”。与皮肤粘连不活动，局部皮肤呈暗红色或紫红色。经1～2周软化破溃，排出淡黄白色浆液性或血性脓汁，形成多孔性瘘道。如同喷水壶状，可作为早期诊断依据。破溃的横痃，一般经数周至数月治愈，并遗留明显的瘢痕。少数病例横痃不破溃。自然吸收而不留瘢痕。

女性并发腹股沟淋巴结炎(即横痃)者较少。当横痃发作时，全身症状明显，出现高热、寒战、头痛、盗汗、食欲不振等症状。也可出现多形红斑、结节性红斑样皮疹、肝脾肿大等。

222. 性病性淋巴肉芽肿晚期有何并发症?

(1)橡皮肿　阴部或盆腔内呈慢性淋巴管炎症，致使阴茎或阴囊发生橡皮肿，女性常见于大小阴唇及阴蒂，呈坚实肿胀，肥厚，阴蒂可肿大如卵。有时一侧或双侧下肢橡皮肿。

(2)直肠狭窄　由于长期直肠炎和直肠周围炎症的结果，使直肠狭窄，逐渐产生排便困难，粪便如小手指或筷子粗细。肛查指检在肛内5cm处直肠壁增厚，有轮状狭窄。可以触及数量不等的肿块。采用钡剂灌肠－X线照影可见典型直肠炎改变。

(3)少数病人肛周可继发癌变。

223. 性病性淋巴肉芽肿常用的实验室检查方法有哪些?

(1)补体结合试验　所用抗原和鹦鹉热、沙眼衣原体感染者的抗体起不同程度的交叉反应。被检者血清滴度达1∶64,

或更高则有意义。

(2)微量免疫荧光试验　本试验的特异性及敏感性皆优于补体结合试验。通常滴度须大于 1:512 才有意义。还有衣原体培养方法，该方法对诊断有肯定意义。由于其敏感性不高及所需实验条件要求较高，一般不作为常规检查。

224. 如何正确诊断性病性淋巴肉芽肿？

凡有不洁性接触史，在其发生性接触后 10 ~ 14 日在外生殖器部发生原发皮疹。再经 2 周左右在腹股沟处形成有痛性横痃、槽沟状融合的淋巴结及多发性瘘管的形成，横痃出现时伴有发热、盗汗、头痛等症状，横痃处取活体组织病理学检查，呈多发的星状小脓疡，或坏死灶有多核白细胞混合其中，类上皮细胞呈栅栏状环绕排列，外侧有浆细胞浸润，偶见巨细胞。血清微量免疫荧光试验有抗衣原体 L1、L2、L3 型的抗体，可以作出诊断。

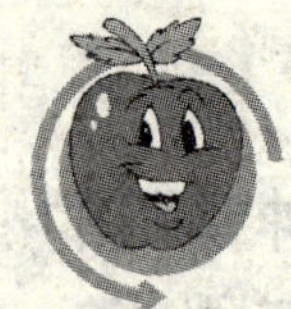

225. 性病性淋巴肉芽肿与其他几种性病的淋巴结炎如何区别？

性病性淋巴肉芽肿与其他几种性病的淋巴结炎的区别见表 1。

表1 性病性淋巴肉芽肿与其他性病的淋巴结炎的区别

疾病种类	横痃症状	病原体	检查方法
淋病	疼痛，很少形成破溃，常同时存在尿道炎症状	淋病双球菌	革兰染色涂片，培养
梅毒	无痛，不化脓，与硬下疳并存，二期时全身淋巴结肿大	苍白螺旋体	暗视野检查、RPR、TPHA、FTA－ABS
软下疳	与阴部皮损同时存在，疼痛明显，淋巴结融合软化，破溃呈鱼口样溃疡	杜克雷嗜血杆菌	革兰染色涂片、培养
性病性淋巴芽肿	在阴部初起，皮损消退后出现横痃，痛感较轻或无痛，多数淋巴结融合成腊肠状软化破溃，形成多孔瘘道	沙眼衣原体血清型 L1、L2、L3	补体结合试验、组织病理检查

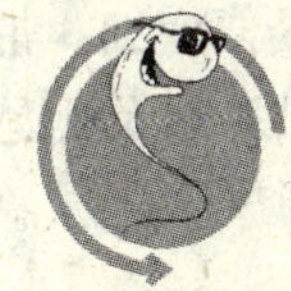

226. 性病性淋巴肉芽肿需与哪些疾病相鉴别？

需与下列疾病相鉴别：

(1)阴部疱疹　在阴部、阴茎、包皮或龟头部，女性好发于大小阴唇、阴阜、子宫颈、臀部及肛周。在上述部位发生瘙痒性小红丘疹，迅速发展为群集小水疱。不经治疗1～2周可以自愈但易再发。

(2)硬下疳　梅毒早期具有特征性的损害，龟头、冠状沟等处发生浸润性红斑、硬结，其后表面发生轻度糜烂或形成浅在性溃疡。溃疡边缘隆起，基底无脓性分泌物，表面覆有浆液及薄的纤维性膜，触之如软骨样硬度，无痛不痒。一般是单发。在硬下疳出现后数天到一周时间内，一侧腹股沟淋巴结肿大，另一侧也可在患病的过程中出现淋巴结肿大。淋巴结较硬，不融合，触痛轻，不化脓及皮肤表面无红肿热表现。下疳部位渗出液，显微镜暗视检查可发现活动的苍白螺旋体。

(3)软下疳　初发疹为数个炎症性丘疹式小结节，周边绕以红斑，24～48小时后形成脓疱，疱破形成糜烂面及溃疡，表面有多量脓性分泌物。伴有疼痛。同时腹股沟淋巴结肿大，破溃形成如同鱼口样的溃疡，从溃疡处的分泌物中可以检查到杜克雷嗜血杆菌。

(4)橡皮肿　丝虫病可以引起阴囊、阴唇、大腿及足部橡皮肿，常有乳糜尿发生。第四性病在晚期可以见到阴部橡皮肿的表现，通常比丝虫病引起者症状轻，夜间12时查丝虫病患者的周边血液，常可以查到幼虫而明确诊断。

(5)直肠癌　主要表现为大便次数增多，粪便变细，带血液及黏液，里急后重或排便不尽的感觉。如果癌累及骶丛神经时出现剧痛，若累及前列腺或膀胱，则出现尿频、尿急、尿痛、甚至尿血。

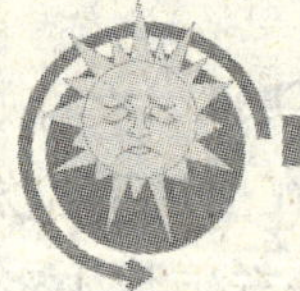

227. 性病性淋巴肉芽肿如何治疗？

可根据病情选用下列之一药物治疗：

(1)强力霉素：100mg，每天2次，连服21天。

(2)四环素：500mg，每天4次，连服21天。

(3)红霉素：500mg，每天4次，连服14天。

(4)复方新诺明：1.0mg，每天2次，连服14天。

对横痃的处理，不能切开引流，否则将导致切口不易愈合。对有波动感的横痃，可以穿刺抽脓，以缓解肿胀及防止破溃。对晚期直肠狭窄的患者治疗，轻者可以做直肠扩张术；重者为了减轻或消除排便困难，甚至可以切除直肠。对包皮或阴囊橡皮肿患者，可以做整形手术，凡做手术治疗的患者，必须在手术前经过全身治疗(内服药)后，待病情稳定，才能进行。

(郑和义)

九、腹股沟肉芽肿

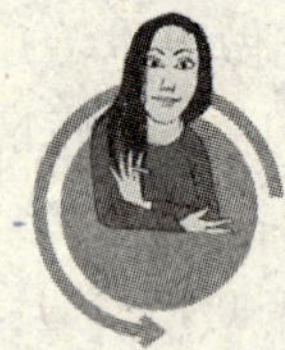

228. 什么是腹股沟肉芽肿?

腹股沟肉芽肿是一种慢性性传播疾病，由肉芽肿荚膜杆菌引起，此菌在感染组织中的单核细胞内表现为一卵圆行小体，称为杜诺凡小体，故本病又叫杜诺凡病。以肉芽组织增生性斑块为主要特征，好发部位为肛门、外阴处，形成无痛性溃疡，并可自身接种。

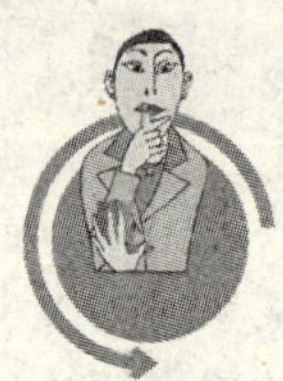

229. 引起腹股沟肉芽肿的病原体是什么?它有何特点?

本病病原体为肉芽肿荚膜杆菌，是一种细胞内微生物，革兰阴性短杆状细菌，大小为0.6微米×1.5微米，有时因多核白细胞、巨噬细胞增殖，在细胞内的空泡中可集聚20～30个之多，向细胞放出，故又称杜诺凡小体。由于人工培养基培养不能成功，细菌学检查极为困难。用血清学检查也不易证明。

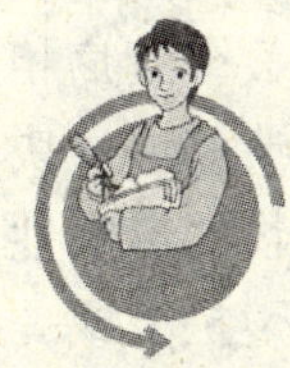

230. 腹股沟肉芽肿是如何传播的?

除性交传播外，也能借阴虱传播，故属于慢性传染病，好发部位除阴部、股部外，还能侵犯面部、背部等位置，值得警惕。

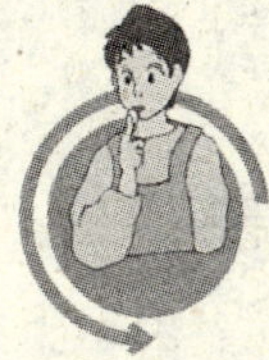

231. 感染腹股沟肉芽肿病菌后多久发病?主要病变部位在哪里?

潜伏期：8～84 天不等，但多数于性接触后 30 天发生。

损害部位：主要发生于生殖器部位如男性包皮、冠状沟、龟头、阴茎体、阴茎系带和女性的大小阴唇、阴唇系带等处。女性病损常自阴唇系带起，沿外阴向前呈“V”形发展。10%～15% 的患者可累及肛周(尤是同性恋者)及腹股沟。约 6% 的病人可经血行或淋巴途径播散到非生殖器部位及内脏器官，如颈、鼻、口腔、四肢、胸、腹、臀、肠、肝、肾、骨髓及关节等部位。孕妇容易发生血行播散，分娩可使宫颈病变向上蔓延至宫内。

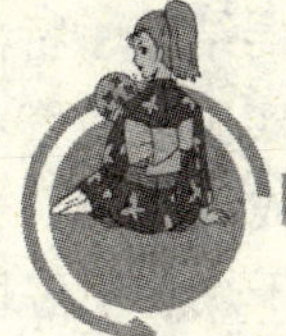

232. 腹股沟肉芽肿的皮损有何特征?

皮损形态为丘疹、水疱、脓疱等，伴有剧痒，经搔破或自破形成溃疡，溃疡面柔软，有黄色分泌物渗出，周围稍发红，表面附有浅灰白色或黄色苔，并有恶臭味，数个溃疡相融合，逐渐扩大面积，一般无自愈倾向，固定的溃疡形成块状，其溃疡底面组织增生，形成肉芽隆起。分泌物的传染性及破坏性很大，由于自身播散，该溃疡沿皮肤皱襞扩大或一方形成溃疡而向他方、向外扩展，呈蛇形，重症者阴茎、阴唇等可遭破坏，甚至达到深部组织。女性阴唇肿大时可呈象皮病样改变。

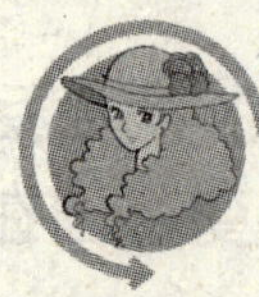

233. 腹股沟肉芽肿有哪些后遗症?

由于外生殖器的淋巴管堵塞可出现阴唇、阴蒂、阴茎、阴囊等呈假性象皮病改变，亦可因瘢痕及粘连引起尿道、阴道、肛门等处狭窄，亦可癌变及引起外生殖器残毁等。

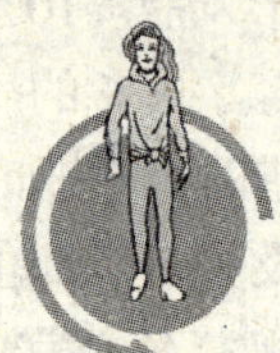

234. 如何正确诊断腹股沟肉芽肿?

根据性接触史、临床表现(如初发生外生殖器结节，特异性的边缘隆起，牛肉红色无痛性肉芽肿溃疡)及实验室检查和病理检查可确诊。即在病变边缘部穿刺活检，或行深部切开取一小块组织，用两块玻片将标本压碎，自然干燥、甲醛固定，再用 Wright 或 Giemsa 染色镜检，在大单核细胞浆的囊性间隙区内可见杜诺凡小体。

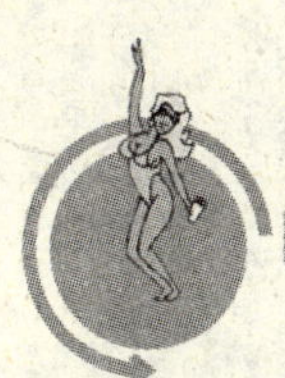

235. 腹股沟肉芽肿如何与其他性病相鉴别?

早期生殖器溃疡与肛门病损害应与软下疳及梅毒的硬下疳和扁平湿疣鉴别，慢性溃疡或瘢痕性病变应与性病性淋巴肉芽肿鉴别(表 2)。

表 2 腹股沟肉芽肿与性病性淋巴肉芽肿、软下疳的鉴别

病种	腹股沟肉芽肿	性病性淋巴肉芽肿	软下疳
病原体	肉芽肿荚膜杆菌	衣原体血清型 L1－L3	杜克雷嗜血杆菌
潜伏期	多在 30 天	平均 7 天	2～5 天
皮疹	结节－溃疡	丘疹，丘疱疹－溃疡	多发性表浅性溃疡
疼痛	－	－	明显
溃疡基底	肉红色污秽	－	轻、污秽
溃疡边缘	高起呈乳头瘤样	－	不齐，不陷
腹股沟淋巴结	假性淋巴结炎	瘘管，瘢痕	破溃后呈鱼口状，疼痛

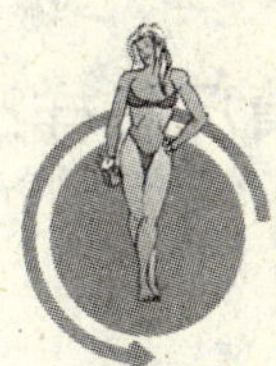

236. 如何治疗腹股沟肉芽肿?

本病用抗生素，特别是土霉素、四环素以及链霉素均有效，一般疗程不少于 10～15 天为宜，每次 500 毫克，1 日 4 次。青霉素无效。

（郑和义）

十、艾 滋 病

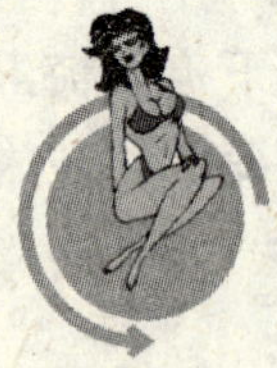

237. 什么是艾滋病？

艾滋病是获得性免疫缺陷综合征的简称，英文为 Acquired immunodeficiency syndrome，缩写为 AIDS，中文音译为艾滋病。联合国世界卫生组织(WHO)对艾滋病的定义是：由反转录酶病毒感染引起的机体免疫功能缺陷，特别是细胞免疫功能缺陷、T4 淋巴细胞减少为基本特征的继发感染，亦即以并发原虫、霉菌、病毒和细菌等的机会性感染及卡波济(Kaposi)肉瘤为特点的一种新型感染症。

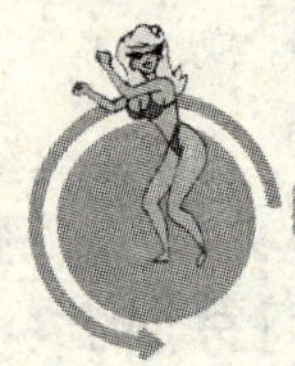

238. 全球艾滋病流行情况怎样？

自八十年代初首次报道发现艾滋病以来，世界上已有 200 多个国家和地区报告发现或流行这种病死率极高的传染病。根据联合国艾滋病联合规划署和世界卫生组织联合公布的《2003 年度全球艾滋病流行报告》，目前全世界感染艾滋病病毒者已达 4000 万左右，其中包括 2500 万年龄在 15 岁以下的儿童。今年，世界平均每天有 14000 人感染艾滋病病毒，超过 8000 人死于艾滋病。撒哈拉以南非洲地区是艾滋病发病最高的地区，其患病者占全球患者总数的 30%，新增病例的 2/3，死亡病人的 3/4。南非艾滋病患者达 530 万，为全球之最。博茨瓦那人口感染率达 39%，为世界最高。

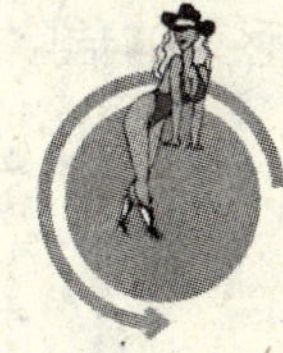

239. 在我国大陆艾滋病的传播情况是怎样的?

我国目前仍属艾滋病流行低感染地区，但潜在的爆发、流行趋势非常严峻。中国艾滋病流行的特点之一是流行波及范围广，全国低流行与局部地区和特定人群中的高流行并存，疫情上升趋势明显，主要传播途径为经吸毒传播和既往有偿采供血传播。自 1985 年发现第一例艾滋病病人以来，截至 2003 年上半年，全国累计艾滋病病毒感染者估计为 102 万人，目前，中国有艾滋病病毒感染者约 84 万。其中，艾滋病病人约 8 万例。尽管成人总人口感染率不到 0.1%，但疫情已经波及 31 个省、自治区、直辖市，艾滋病病例报告数呈明显上升趋势。

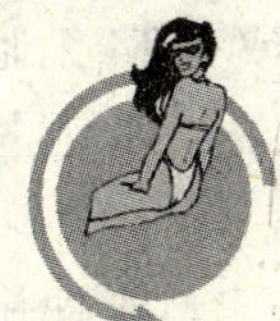

240. 艾滋病病毒的主要传播途径是什么?

艾滋病病毒的主要传播途径有五个：①性传播，为艾滋病全球流行的首要传播途径，包括生殖器、肛门和口的性接触；②在静脉吸毒者中传播，共用毒品注射器具是一个稳定而持续增加的危险因素；③通过血液制品传播，使用单个供血者提供的全血、红细胞、新鲜冻存的血浆和血小板，或使用血库生产的血液制品均有感染 HIV 的可能；④母婴传播，约有 30% HIV－1 阳性的母亲可导致新生儿感染 HIV－1；⑤在医务人员中传播，感染 HIV 的几率很小，针刺感染的危险性仅为 0.2%。

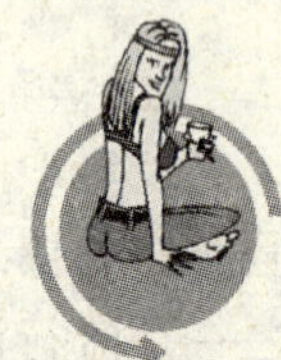

241. 什么是艾滋病感染的危险因素?

危险因素是指增加危险人群感染艾滋病病毒的因素，现按不同危险人群来分析危险因素。

(1)男性同性恋者：性伙伴的数目和性活动的频繁程度。

(2)静脉注射毒品成瘾者：合用没有经过消毒的注射工具注射毒品。

(3)血友病患者：使用冻干浓缩血液制剂(凝血因子Ⅷ)。

(4)输血：①接受多个供血者的血液；②在艾滋病流行地区接受输血；③接受属于已知艾滋病危险人群或有 T4 细胞与 T8 细胞比例倒置的供血者提供的血液或血制品。

(5)海地人：男性同性恋者、异性性关系混乱，使用未消毒的注射工具做医疗注射，反复感染寄生虫病，过量使用抗微生物药物，营养不良。

(6)异性恋者：与艾滋病危险人群中的未患病男子有性关

系的女性。

(7)婴幼儿及儿童：父亲及(或)母亲属于艾滋病危险人群。

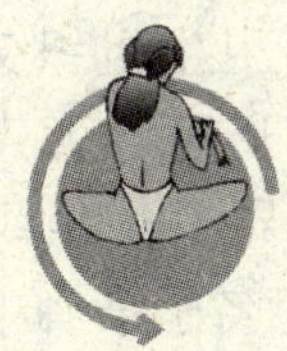

242. 异性恋或双性恋感染艾滋病病毒的机会与同性恋一样吗?

虽然艾滋病是首先在男性同性恋者中发现，但事实上，男女艾滋病感染率的比例在非洲几乎是1∶1。在美国，男性艾滋病发病率虽然仍然高于女性，但近几年来，女性的发病率在迅速升高。世界卫生组织指出：全世界现在每分钟有两名妇女感染艾滋病病毒。因此，现在可以肯定地说，艾滋病不仅发生在同性恋，而且也发生在异性恋。不仅如此，同异性性接触而招致艾滋病病毒感染将逐步成为主要的传播途径。

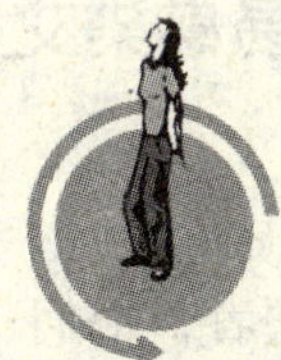

243. 妇女感染艾滋病病毒的危险小于男人吗?

女性艾滋病病毒感染率和艾滋病发病率和前几年相比，已有明显升高。虽然目前仍然是男性多于女性，但由于异性恋的传播方式越来越普遍，男女差距正逐渐缩小。在艾滋病发现的初期，各种统计数字明确显示，男性感染艾滋病病毒者占绝对多数，其中主要是以男性同性恋感染并发生艾滋病。而妇女感染艾滋病病毒或发病者的总数，在欧美大陆为男性发病率的1/7左右；另外，初始几年的统计和研究表明，男性同性恋通过性行为途径传播病毒为传染该病的主要方式。近年来，全球的妇女发病率正在逐年上升，且上升的幅度之大令人担忧，世界卫生组织艾滋病规划处主任迈克尔·默森曾经在数次公开场合大声疾呼，艾滋病正严重威胁全球妇女！另据世界卫生组织宣称，妇女感染艾滋病病毒者日益增多，每11名感染者中有5名是妇女，每分钟有2名妇女受到感染。全世界范围内目前大约有400多万妇女感染艾滋病毒，其中的50万妇女已发展成为艾滋病患者。妇女容易感染艾滋病的原因，是因为她们在性行为中比男性更容易感染艾滋病病毒，在男性患者，艾滋病病毒更容易集中在精液中，而女性的艾滋病病毒较少地出现在阴道分泌液中，病毒含量不到精液的万分之一。

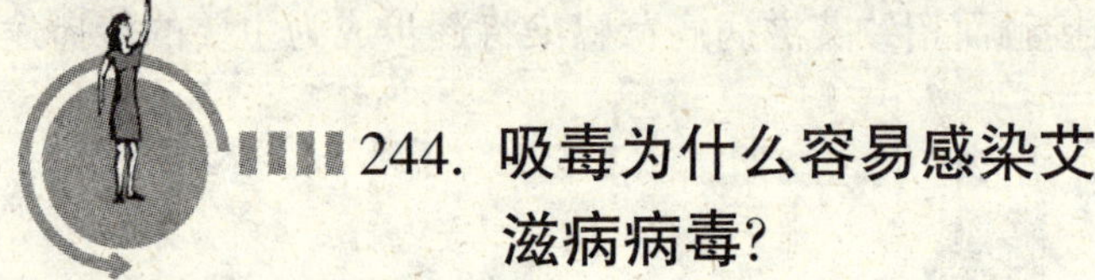

244. 吸毒为什么容易感染艾滋病病毒？

吸毒是指静脉吸毒，即静脉注射毒品成瘾者，他们往往几个吸毒者凑在一起，轮流用一个未消毒的注射器和针头做静脉注射。如果针头或注射器粘有少量带艾滋病病毒的血液，未经清洗消毒又继续使用，则他们之间会造成相互感染的机会。所以，他们之中只要有一个是艾滋病病毒携带者，共用这一套注射工具的人都可能受到感染。在美国，静脉注射毒品成瘾者是居第二位的危险人群。而我国90%以上的艾滋病病毒感染者在吸毒人群中。

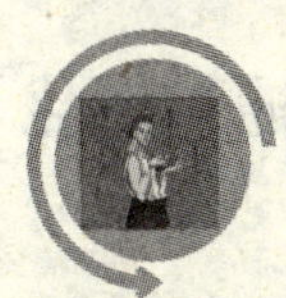

245. 人工授精和器官移植能传染艾滋病吗?

人工授精过程中，如果是用新鲜精液进行人工授精，则造成艾滋病病毒感染的可能性较经液氮冻存过的精液进行人工授精为大，有报告接受艾滋病病毒携带者提供的新鲜精液的4名妇女后来血清抗HIV抗体均转为阳性，而另外接受冻存过的精液的4名妇女，均未感染艾滋病病毒。骨髓移植、肾移植和角膜移植都可造成艾滋病病毒的感染。因此，对器官提供者，包括角膜提供者，在进行移植手术之前，都必须做血清抗体检测。

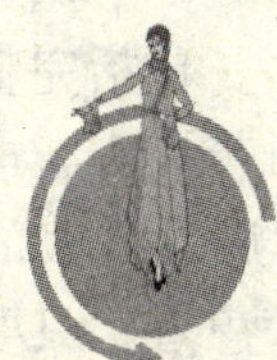

246. 艾滋病病毒会通过空气传播吗?

艾滋病病毒不能通过空气传播,即不能通过呼吸道感染,因此，与艾滋病病毒携带者或艾滋病患者同在一间教室上课,同在一个车间或办公室工作，甚至交谈，都不会受到感染的威胁。

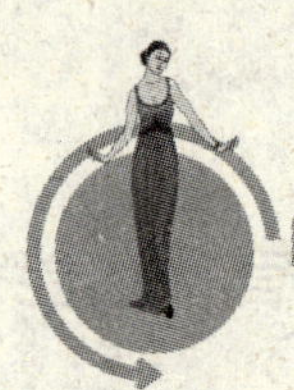

247. 艾滋病病毒会通过消化道感染吗?

艾滋病病毒不能经由水、食品和未经消毒的餐具传播，也就是不能通过消化道感染，因此，人们出入宾馆、出入餐厅，与艾滋病病毒携带者或艾滋病患者共同进餐，均不会受到艾滋病病毒的感染。

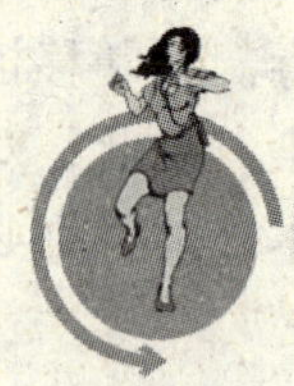

248. 艾滋病病毒会通过日常生活接触感染上吗?

艾滋病病毒不能通过日常生活接触而传播，包括完整皮肤接触，如握手，拥抱，甚至公共淋浴；接触带病毒者或病人用过的衣物，也不会受到感染。与艾滋病病人一般的交往，到各地旅游度假，甚至照顾和护理艾滋病患者，只要遵守预防艾滋病的卫生规则，是不会有感染的危险的。

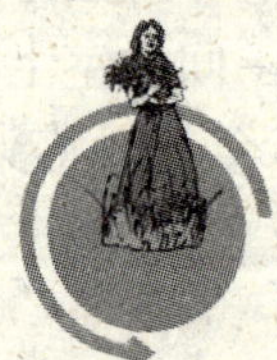

249. 职业性的接触会感染艾滋病吗?

通过职业性接触感染艾滋病的几率相当小，几个大样本的研究显示，在经针刺等接触阳性血液后，感染 HIV 的危险性仅为 0.2%。经黏膜暴露感染 HIV 的危险性更低，但有病例报道。

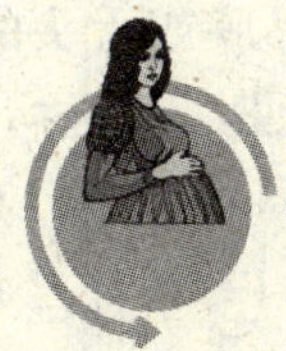

250. 艾滋病病毒会通过动物传播吗?

近年的研究表明，除某些猴类外，所有其他动物，包括各种家养宠物(如猫、狗等)在内，都不会携带艾滋病病毒，因此，艾滋病也不能通过动物咬伤或抓伤而传染。

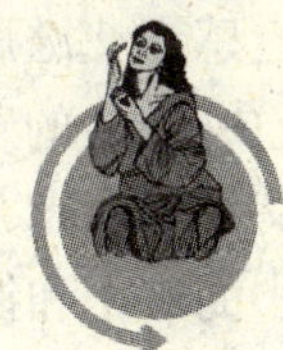

251. 游泳会传播艾滋病吗?

在天然水域中游泳，如江河湖海，当然不可能有传染的危险。如果与艾滋病病毒感染者在同一游泳池游泳，感染的可能性不大。但皮肤、黏膜有伤口者应慎重。

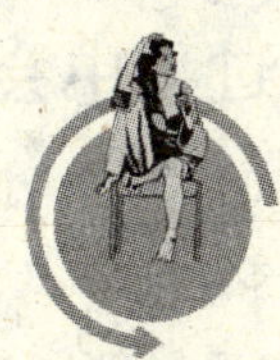

252. 接吻会传播艾滋病吗?

从唾液中分离病毒，阳性率比尿液和乳汁分离要明显地高，但比从血液细胞中分离病毒阳性率和浓度都明显地低得多，唾液是否能传播艾滋病这个问题，也各言其是，大多数认为还不能肯定，但从理论上来说有感染 HIV 的可能。一般礼节性的吻没有危险。深吻时接触时间长，如果牙龈、舌或口腔黏膜有血液、组织液渗出，病毒可通过黏膜或舌头的破损处进入，有报道两名儿童通过共用牙刷而传染了艾滋病。

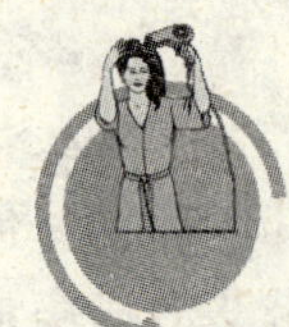

253. 口交会传播艾滋病吗？

答案是肯定的。在“第七次反转录病毒和机会性感染大会”上发言的研究人员说，在一项对 102 名新近感染艾滋病病毒的同性恋和双性恋男子可能的传播方式的研究中，8% 的感染是由于进行了没有保护的口腔性交。口交传播艾滋病病毒并不需要一个破裂的伤口或出血的牙龈，因为“极小的口子和擦伤就可能成为病毒进入的门户。”我们强烈建议，只有在采取某种保护措施的情况下，才可进行口交。你必须在勃起的阴茎上戴上安全套，或在女人的阴部放上一个薄的橡胶膜或“屏障”。

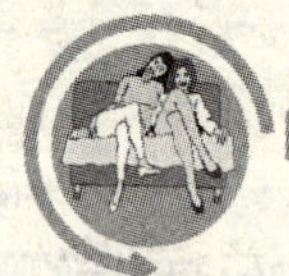

254. 献血者在献血过程中会得艾滋病吗？

献血时，参加采集血液的卫生保健人员都受过预防疾病传播技术的训练。所有器械(包括针头和采血装置)都是新的、消过毒的或者使用一次后就丢弃的。因此，献血员通过献血获得艾滋病的危险性是不存在的。

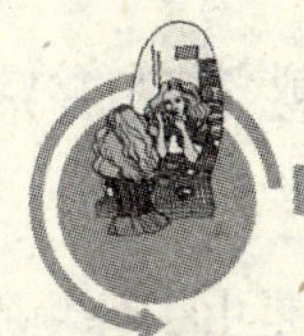

255. 坐式马桶能传播艾滋病吗？

艾滋病病毒感染者或艾滋病患者坐马桶时，将含病毒浓度高的血滴在马桶坐圈上，只要不干，在室温中可活 96 小时。如果健康人接触了这种血滴，皮肤上有破损，病毒可由此进入，遇到淋巴细胞便可不断复制。含病毒低的血液，经自然干涸也可活 2 小时。故有可能传染。

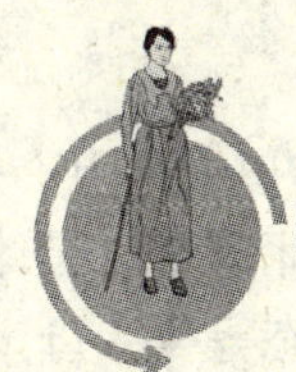

256. 感染了艾滋病病毒的母亲能给婴儿喂奶吗？

喂奶传播艾滋病病毒的病例虽然报告不多，但确实已有发生。例如，母亲怀孕时血清抗 HIV 抗体阴性，分娩时输入艾滋病病毒感染者的血液，她们通过喂奶将艾滋病病毒传给婴儿，从母亲的乳汁中确实曾分离出艾滋病病毒，所以喂奶是可以传播艾滋病的。故准备喂奶的母亲最好先检查血中抗 HIV 抗体，阴性后再喂。但如果缺乏安全有效的代乳品，那么，不喂奶的危险远远超过感染艾滋病病毒的危险，因为婴儿会因营养不良而死亡，所以世界卫生组织仍然鼓励感染了艾滋病病毒的母亲给婴儿喂奶，尤其是在非洲等贫困地区。

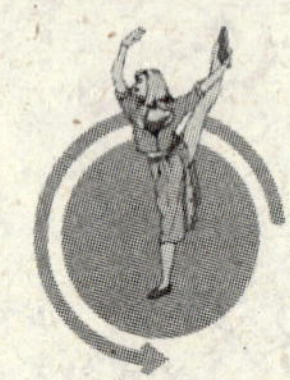

257. 儿童为什么也会感染艾滋病?

大多数婴儿感染艾滋病病毒或患艾滋病都是由于母－胎或母－婴传播的结果。80% 的儿童感染来源于母亲，20% 则可能来自输血或其他血制品。目前，全球受艾滋病病毒感染的婴儿和儿童数目已超过 2500 万，他们中的 90% 在发展中国家。

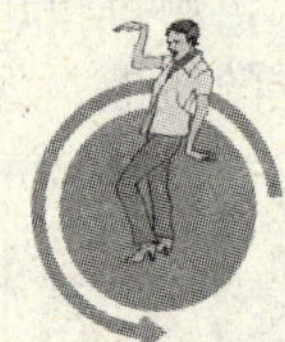

258. 哪些因素影响母－婴传播?

约有 30% HIV－1 阳性的母亲可导致新生儿感染 HIV－1，母－婴传播的影响因素包括：母亲艾滋病的临床表现，母体艾滋病病毒的负荷情况，以及母亲机体的免疫状态等等，母亲的临床病变越重，体内 $CD4^+$ 越低，则胎儿越易感染艾滋病病毒。母亲并发机会性感染或其他疾病，特别是性病都会增加母－婴垂直传染的机会。

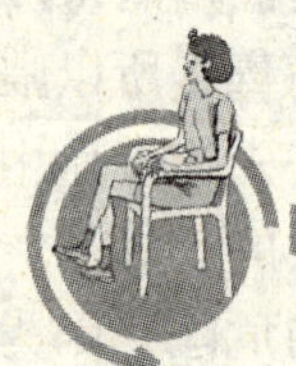

259. 艾滋病是由什么引起的?

艾滋病是由艾滋病病毒所引起的，它又名人类免疫缺陷病毒(human immunodefiency virus)，简称 HIV，是引起艾滋病的病原体。它是一种反转录酶病毒，简称反转录病毒(reverse transcriptase containing oncogenic virus，RV)。这类病毒通过宿主正常细胞的表面特异受体而进入细胞内，释放出 RNA，借助与 RNA 的 DNA 聚合酶(即反转录酶)的作用而产生脱氧核糖核酸(DNA)，掺入所寄生细胞的基因组，进行复制和繁殖，然后从寄生的细胞中脱出，再侵入其他细胞，破坏这些细胞并导致进行性免疫功能下降。

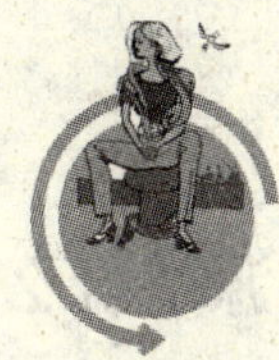

260. 艾滋病病毒携带者与艾滋病病人有何区别?

正常人感染了艾滋病病毒后，大多数人开始并不感觉自己有病，血清中也检测不出抗体，这段时间称为窗口期，一般为两周至四周，长的可达一个半月以上，然后进入无症状期，此期由几个月至十几年不等，血清中开始检测出抗 HIV 抗体。从艾滋病病毒侵入人体，经过窗口期和无症状期，到艾滋病综合征出现前这段过程叫做艾滋病病毒感染(HIV 感染)，被感染的人称为艾滋病病毒携带者(HIV 携带者)或感染者。而艾滋病综合征出现后则称为艾滋病病人。

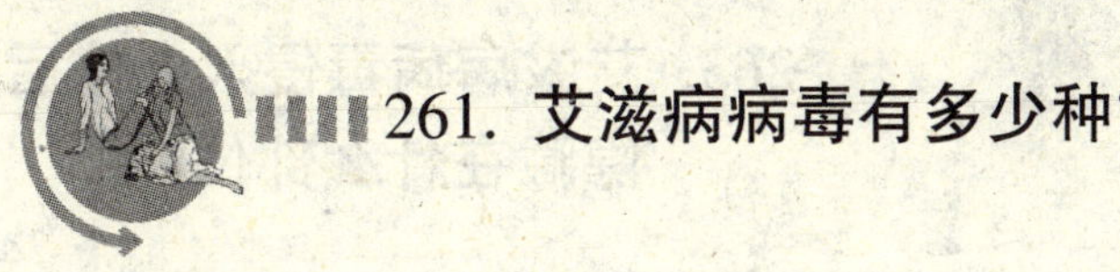

261. 艾滋病病毒有多少种?

人类艾滋病病毒分为 HIV－1 和 HIV－2 两个型，两型的核酸序列的同源性为 55% ~60%。HIV-2 型目前主要流行于西非、安哥拉、莫桑比克，HIV-1 则广为分布于世界各地。当前大部分有关艾滋病的知识都是由研究 HIV-1 获得的。在大部分国家中，人们所指的艾滋病病毒都是指 HIV-1。HIV-2 与HIV-1不完全相同的是母婴传播较少，由 HIV-2 携带者发展成为艾滋病患者的进程不如 HIV－1 携带者的发展那么快，病例也少些。一般诊断 HIV 感染的血清学试验用 1 型，只有在可疑 HIV 感染和 1 型试验阴性时，要用 2 型诊断试验复试。

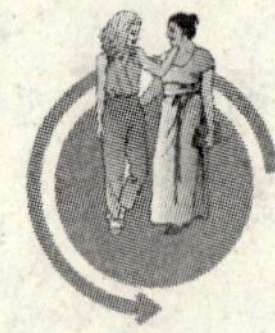

262. 艾滋病病毒的起源是什么?

艾滋病可能起源于非洲。有人从非洲绿猴的末梢血液中检出与人类艾滋病病毒极为相似的病毒。由于绿猴咬伤居民和游客，将猴艾滋病病毒传给居住在扎伊尔金沙萨的海地人，再由移居美国的海地人将病毒带到美国，随后又传播到欧洲。病毒在感染人体的过程中发生突变，进化成为人类的艾滋病病毒。

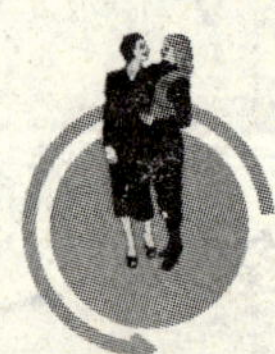

263. 艾滋病病毒侵入人体后隐藏在什么部位?

艾滋病病毒在侵入人体的初期，集中在人体免疫系统的关键部位淋巴结中，它们在淋巴结中并不是销声匿迹地休眠，而是十分活跃地进行着复杂的活动。最容易被艾滋病病毒感染的宿主细胞是T4淋巴细胞；其他细胞如巨噬细胞、单核细胞、血管内皮细胞、B淋巴细胞、脑细胞或肠黏膜细胞等也可以被感染。艾滋病病毒一旦侵入T4淋巴细胞，就不断地复制繁殖，破坏所寄生的细胞，直到越来越多的淋巴细胞被感染，导致整个免疫系统崩溃，使病人丧失抵抗力，即使是感染致病力很弱的微生物，也能置患者于死地。

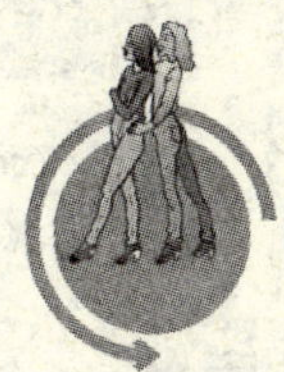

264. 艾滋病病毒通过什么途径进入正常淋巴细胞?

艾滋病病毒必须通过细胞表面的特异性受体才能进入细胞内。晚近的研究表明，正常淋巴细胞表面有两个艾滋病病毒的特异受体，CD4和CD26。当艾滋病病毒的表面抗原gp120与淋巴细胞表面的CD4分子相结合时，艾滋病病毒即附着在淋巴细胞的细胞膜上。而CD26分子则是艾滋病病毒入侵的“入口处”，二者缺一不可。否则艾滋病病毒就无法侵入细胞，只能游离于细胞外；而这种处于游离状态的艾滋病病毒比进入细胞者容易消灭得多。

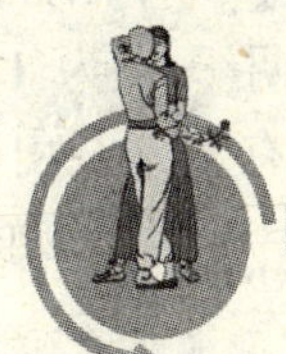

265. 艾滋病病毒为什么能破坏淋巴细胞?

艾滋病病毒的外壳是脂溶性的糖蛋白gp120，内核包含艾滋病病毒的基因，它是艾滋病病毒的表面抗原。当gp120与淋巴细胞表面的受体CD4分子相结合时，艾滋病病毒即附着在淋巴细胞的细胞膜上，通过“入口处”CD26分子而进入细胞。借助于反转录酶的作用产生DNA，掺入寄生细胞的基因组，进行复制和繁殖。T4淋巴细胞感染艾滋病病毒1～2周后出现细胞病变，形成典型的融合巨细胞，并释放大量的病毒，造成T4淋巴细胞的死亡。T4淋巴细胞死亡的增多导致整个免疫系统破坏，造成后天的免疫缺陷。

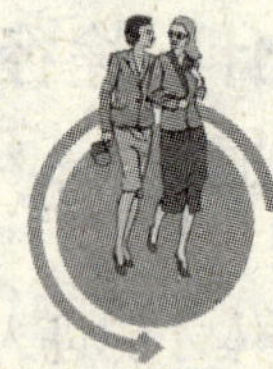

266. 艾滋病病毒感染后多长时间会发病？

从感染艾滋病病毒到出现临床症状一般为2～4周，最短的可以仅为数天，长的可达一个半月以上。临床症状可以持续1～2周，除少数患者持续表现出疲劳、淋巴腺病之外，绝大多数临床症状可自行消失，主要表现为发烧、淋巴腺炎、咽炎、斑丘疹、肌肉酸痛、关节痛、血小板及血细胞下降等。但常常因为艾滋病病毒感染者说不清确切的感染时间，所以潜伏期就只得从出现前驱症状或血清抗HIV抗体阳性算起，一般由几个月到几年。而真正的潜伏期一般为1～20年，平均7～10年。各个人群和各个个体也有差别：由输入污染的血液或注射污染的血制品而感染的，一般潜伏期为4.5年；同性恋者约为3年多。

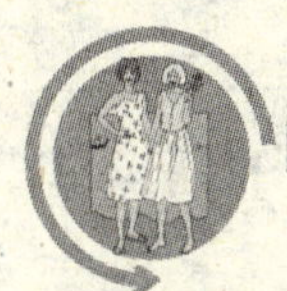

267. 艾滋病病毒感染窗口期有多长时间，有什么意义？

窗口期一般为2周至3个月，有极少数人可长达6个月。如恰逢在窗口期做HIV抗体检测，结果可呈“阴性”，但其血中已有病毒，可以传染给别人。

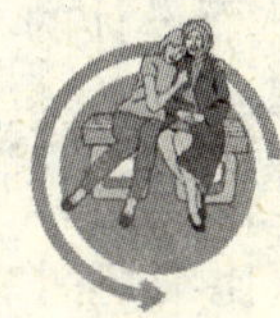

268. 为什么有长期感染HIV－1而不发病的患者？

大多数病人从感染HIV－1到出现临床症状或进一步发展为艾滋病的潜伏期约是10年上下，有5%左右的HIV－1感染者没有任何临床症状，且维持正常免疫状态达10年以上，称之为感染HIV－1的长期生存者。有学者针对这类患者研究其体内的病毒学和免疫学特征，发现长期感染HIV－1的生存者体内所发现的病毒远较感染HIV－1后急速出现症状的患者体内所含的病毒量低，实验还显示了长期生存者体内的病毒毒力相对较低。但这些病人的CD4 T淋巴细胞并未显示对HIV－1的抗拒能力，相反的，CD8 T淋巴细胞具有抑制HIV－1复制的能力；同时这组病人体内存在有高浓度的中和HIV－1抗体。

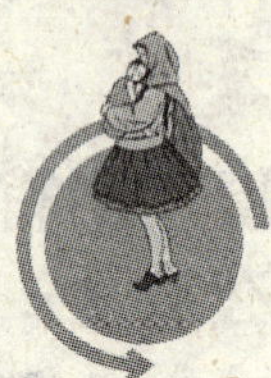

269. 急性感染者体内 HIV－1 有何特点？

有学者对 HIV－1 急性感染者进行了详细的研究，发现其 HIV－1 的共同特征是：①具有嗜巨噬细胞的表现型，在 T 细胞中不能产生合胞体。此发现对开发艾滋病疫苗具有重要的指导意义。目前已有的艾滋病疫苗都是根据 HIV－1 的另一种表现型特征即嗜 T 淋巴细胞性并产生合胞体而设计的，临床试验显示这些疫苗均不能有效地预防 HIV－1 的传播。②其基因序列具有高度的同源性。说明 HIV－1 是选择性地通过性传播，且进一步发现细胞中的 HIV－1 比细胞外的 HIV－1 更易被传播。

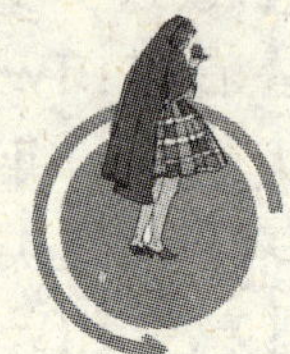

270. 艾滋病患者发病前有无前驱症状？

有前驱症状。主要是：原因不明的发热、淋巴结病、体重减轻、腹泻、鹅口疮和乏力；还可能有精神方面的表现，如表情淡漠和抑郁，偶有性欲减退和阳痿。CD4 选择性减少，CD8 正常。CD4 淋巴细胞减少导致 T4(辅助性 T 淋巴细胞)与 T8(抑制性 T 淋巴细胞)的比例降低(CD4/CD8<1)，这种比例的降低可作为免疫缺陷的标志。这个时期血清开始测出抗 HIV 抗体。

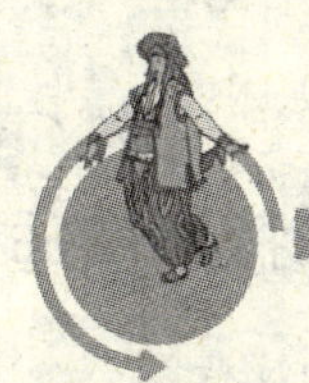

271. 艾滋病患者的临床表现有哪些?

临床表现分为以下几个阶段:

(1)急性感染期:可出现全身疲倦、肌痛、低热、淋巴结肿大、盗汗和多汗,偶尔发生皮疹、头痛、关节痛,个别人发生急性中枢神经系统病变、脑膜炎或外周神经病变。持续1~2周而自愈。急性症状出现之初,血清抗体阴性,症状消退时,血清抗HIV抗体开始转为阳性。

(2)无症状持续带毒期:绝大多数艾滋病病毒携带者开始时都没有任何症状,长短因人而异,经过数月至数年。偶尔有对称性的淋巴结肿大和持续疲劳,血清中能检测出HIV抗体。这些患者是最主要的传染源。

(3)艾滋病相关综合征(AIDS-related complex, ARC):持续性淋巴结肿大,长期发热,体重明显减轻,持久性腹泻,口腔毛样白斑,口腔鹅口疮,以及毛囊炎、疱疹、隐球菌感染、传染性软疣、湿疣、牛皮癣、真菌感染等皮肤病。一般经半年到1年发展成艾滋病。

(4)艾滋病病变期:此后,病人进入艾滋病病变期。各种症状逐渐发生,慢慢发展,日趋严重,如日渐消瘦,疲惫乏力;接着发生各种机会性感染和恶性肿瘤,或者中枢神经系统感染。患者常于半年至一年死亡,常死于肺孢子虫肺炎、卡波济肉瘤或中枢神经系统感染。

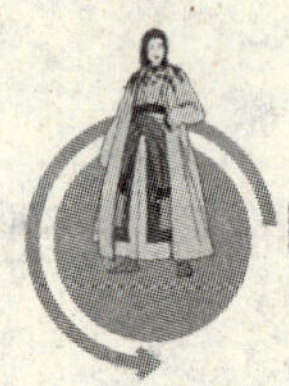

272. 艾滋病有哪些特异性症状和体征？

(1)关键症状或病症：如卡波济肉瘤，卡氏肺囊虫肺炎，弓形虫脑炎，食管念珠菌病，巨细胞病毒视网膜炎。

(2)特殊症状或病症：如鹅口疮，毛发白斑病，隐球菌性脑膜炎，粟粒性结核，带状疱疹，严重的痒疹，高分化B细胞结外淋巴瘤。

(3)相关症状：如体重减轻，发热，腹泻，溃疡，咳嗽1个月以上，神经病学的主诉或症状，全身淋巴结病变，药物反应，皮肤感染。症状或病症愈列在前，诊断艾滋病的特异性愈高。

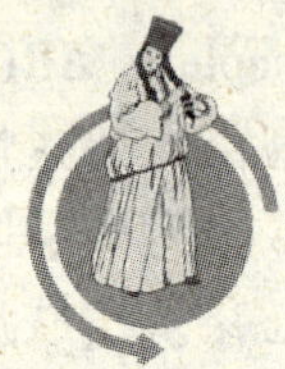

273. 艾滋病的指示性症状或体征是什么？

这是一种较简易的指示性症状诊断法，提示全身各系统中与艾滋病有关的症状，较适用于基层保健诊所。在以下类别中具有指示性症状达3项或以上者，说明很像有症状的HIV感染。项数越多，诊断可能性越大。

(1)皮肤：如严重痒疹，生殖器或肛门溃疡持续1个月以上，脂溢性皮炎，带状疱疹，严重或复发性皮肤感染，浅蓝色皮肤肿瘤。

(2)胃肠道：鹅口疮，吞咽困难或疼痛，腹泻1个月以上。

(3)神经系统：头痛，癫痫发作，颈项强直，失去知觉或不能运动。

(4)呼吸系统：咳嗽1个月以上，呼吸短促。

(5)全身：发热1个月以上，体重减轻达基底体重10%以上，有3处或以上淋巴结肿大，身体长期不适或疲劳。

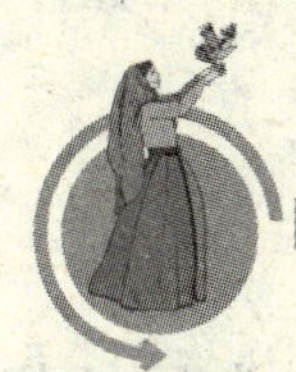

274. 什么叫做机会性感染?

机会性感染是指一些侵袭力较低、致病力较弱的病原体，在人体免疫功能正常时不能致病；但当人体免疫功能降低时，则为这类病原体造成了感染的机会，它们乘虚而入，侵入病人体内，导致各种传染病，因此，被称为机会性感染。艾滋病病毒感染人体后，破坏人体的细胞免疫功能，使患者的抵抗力降低，由于多种病原体的侵袭而造成机会性感染。本来抵抗力降低了的艾滋病患者，再加上机会性感染，有如雪上加霜，因而成为艾滋病患者死亡的主要原因。

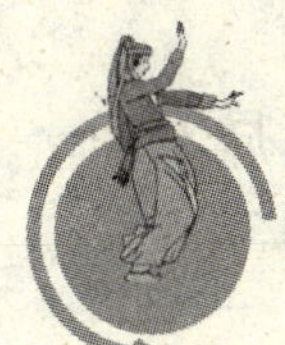

275. 艾滋病患者为什么易患肺炎?

卡氏肺孢子虫(又称卡氏肺囊虫)肺炎是欧美艾滋病患者中最常见的机会性感染，感染率将近60%，常导致死亡。正常人可有卡氏肺囊虫的隐性感染，但多不表现症状，感染了艾滋病后抵抗力下降，则发生卡氏肺囊虫肺炎。其临床表现有呼吸困难、缺氧、胸痛，胸透呈弥漫性浸润。患者常因患肺囊虫肺炎住院，通过检查发现艾滋病。患者多起病较急，病程10天至1个月，数周内死于呼吸衰竭。少数病人起病较缓，体重减轻、发热、咳嗽、气短、缺氧、呼吸加快。治疗及时的病例，可以治愈。本病可以抗疟药物治疗。

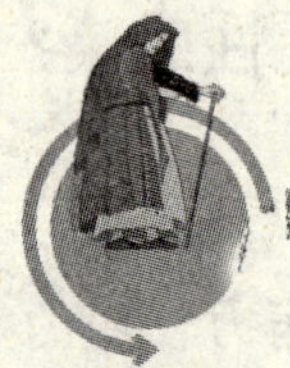

276. 艾滋病有哪些常见的机会性感染?

艾滋病患者常见的机会性感染有卡氏肺囊虫肺炎，平均感染率几达60%；隐孢子虫引起的慢性消耗性腹泻，蓝氏贾第鞭毛虫引起的脂肪痢；刚地弓形虫脑炎和脑脓肿；人乳头瘤病毒、巨细胞病毒、单纯疱疹病毒、EB病毒和带状疱疹病毒引起的感染。

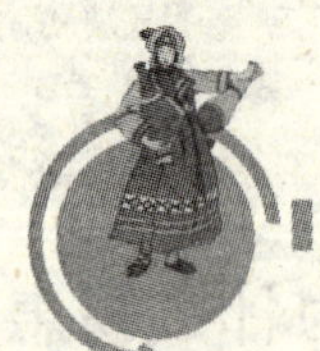

277. 什么是艾滋脑病?

艾滋病患者70%～80%有中枢神经和末梢神经两方面的症状，这些症状可以由继发的机会性感染或肿瘤引起，也可由艾滋病病毒本身直接引起，这种脑部疾患称为艾滋脑病。

其原因是由于巨噬细胞、神经胶质细胞等具有与T4淋巴细胞共同的表面受体，因此，艾滋病病毒也可侵犯脑组织，导致艾滋脑病。艾滋脑病患者占死亡病例的75%。

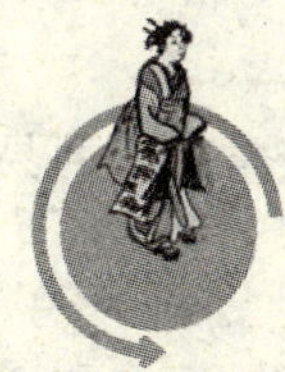

278. 艾滋病患者为什么易患恶性肿瘤?

艾滋病患者自身免疫力极低下，这可能与其易患恶性肿瘤有关。最常见的是以下三种：

(1)卡波济肉瘤(KS)：发生率20%～30%，是艾滋病患者死亡的重要原因之一，病变为多发性，首先出现于下肢皮肤，呈硬结状，稍微隆起，逐渐向四周扩大，呈紫红色，好发部位是皮肤和上消化道的黏膜淋巴结周围，以后侵犯肝、脾、脑、肺、胰和睾丸。一般发病后半年至1年死亡。

(2)B细胞淋巴瘤：发生率为5%～10%，有人报道：艾滋病病毒不但侵犯淋巴细胞，破坏免疫系统，而且还激活原本处于休眠状态的致癌基因，直接导致癌症的发生。

(3)皮肤黏膜鳞癌：发生率1%～2%，与人类乳头瘤病毒感染有关，发生在艾滋病患者的口腔和肛门附近。

279. 患艾滋病的妇女在机会性感染和并发症的发生方面，与男性有什么不同?

(1)比男性HIV感染者更容易发生贫血。

(2)卡波济肉瘤发生率为1%，男性为3%。卡氏肺囊虫肺炎的发病率较男性艾滋病病人低。

(3)发生下生殖道感染的机会较多，如生殖器疱疹、念珠菌或滴虫性阴道炎和盆腔炎等。

(4)泌尿道感染亦较男性HIV感染发生多。

(5)妇女乳头状瘤病毒感染的宫颈发育不良较常见，并易发生宫颈癌。

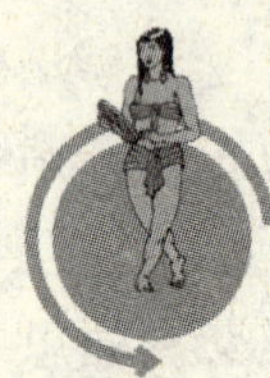

280. HIV/AIDS感染妇女中、晚期可能合并的妇科疾病有哪些?

(1)外阴阴道感染：念珠菌感染常发生在疾病早期，每年可以发作多次，或间歇性加重。单纯疱疹病毒感染较常见，不仅侵犯外阴部，还影响阴道及肛门，呈顽固性，易复发。

(2)盆腔炎症性疾患：盆腔炎症疾患常累及输卵管、子宫、宫颈。各种病原菌均可引起盆腔感染，包括沙眼衣原体、淋病双球菌等，特别是结核性输卵管、卵巢脓肿易见。

(3)子宫颈上皮肿瘤：感染HIV的妇女在子宫颈上皮内肿瘤的发病率要比正常的妇女为高，估计为10:1，人乳头瘤病毒感染在致病方便起着重要作用。

(4)月经功能：可发生月经过多、过少和闭经等。

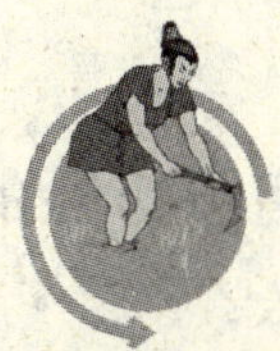

281. 儿童患艾滋病有何特殊表现?

体重不增，营养不良，发育异常、畸形；74%的患儿有全身淋巴结肿大、肝、脾肿大、腮腺肿大等；肺部病症：最常见的是卡氏肺囊虫肺炎，此外还有淋巴间质性肺炎和肺淋巴样增生；慢性腹泻；神经系统损害引起的脑病；血小板减少；黏膜皮肤感染；机会性感染(败血症、中耳炎、蜂窝织炎等)；恶性肿瘤等。

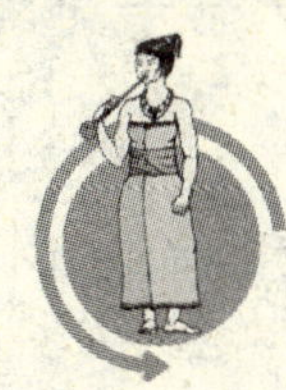

282. 儿童艾滋病如何诊断?

存在以下至少2条主要症状及2条次要症状及体征，并排除免疫缺陷所引起的其他原因

(1)主要症状体征：体重减轻或生长异常缓慢；慢性腹泻持续1个月以上；长期发热1个月以上。

(2)次要症状和体征：全身淋巴结肿大；口、咽部念珠菌感染；反复发作的常见耳部、咽部感染；持续性咳嗽；全身性皮炎；证实母亲有HIV感染。

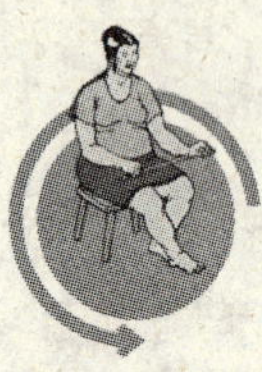

283. 诊断儿童艾滋病需排除的特殊情况是什么？

原发性免疫缺陷疾病，如中性粒细胞减少症、免疫球蛋白缺乏症等；继发性免疫缺陷病，如与免疫抑制有关的淋巴网状细胞瘤等。

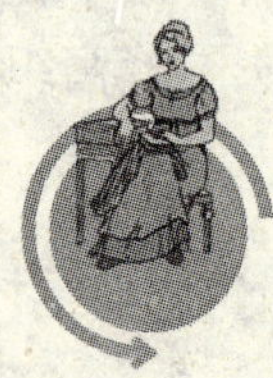

284. 儿童艾滋病的实验室诊断特点是什么？

CD4 细胞计数、CD4 细胞百分比因年龄不同而有不同的范围。

HIV 阳性母亲分娩的新生儿都携带母亲的抗体，在 18 个月龄以后，小儿体内携带的来自母亲的抗体消失，因此，此时如果检测阴性，说明未感染，阳性说明受到 HIV 感染。

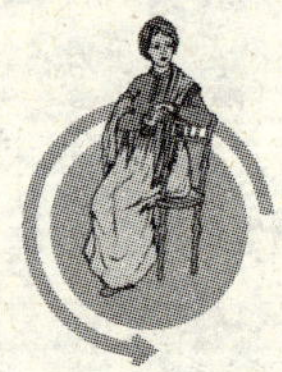

285. 艾滋病病毒携带者是否一定会成为艾滋病患者？

据最近的报道，90% 以上的艾滋病病毒携带者最后都将转变为艾滋病患者，只有极少数长期存活。有小部分人早在

20年前就已经证实为艾滋病病毒携带者，却存活至今，除了血清抗HIV抗体阳性以外，没有出现任何临床症状，各种免疫功能也都正常，他们今后会不会发展成为艾滋病患者，还有待进一步观察。

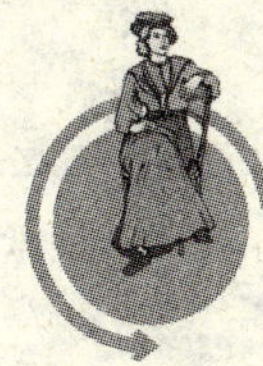

286. 艾滋病病人的死亡原因是什么？

艾滋病患者的死亡原因，92%与机会性感染有关。因为它们不同于一般的传染病，病种庞杂，临床表现多种多样，常被误诊或耽搁而得不到及时治疗。加之机会性感染疗程长，疗效欠佳；即使有疗效，病情可以好转，但很难根治，患者仍继续携带病原体，而且不断排出，同时也不断复发，它本身又可抑制免疫机制，而免疫力低下又加重机会性感染，形成恶性循环。直接死亡原因最常见的是肺囊虫肺炎、中枢神经系统感染和卡波济肉瘤。

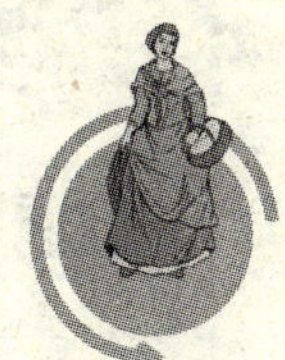

287. 如何确定是否感染了艾滋病病毒？

凡是怀疑可能感染艾滋病病毒的人，应该去有条件的医疗单位作艾滋病病毒的血清学检查，主要是检测抗HIV抗体。抗HIV抗体是在感染艾滋病病毒后4~12周逐渐形成的，可用酶联免疫吸附法（ELISA）、免疫印迹法（Western

Blot)和间接免疫荧光标记测定法(IIF)检测艾滋病病毒的抗体，确诊 HIV 感染的常规顺序是：用 ELISA 做首次测定，若为阳性，再用 ELISA 同时测双份同样标本，若仍阳性，再做 Western Blot 或 IIF，取得阳性结果后才能确认为 HIV 感染。

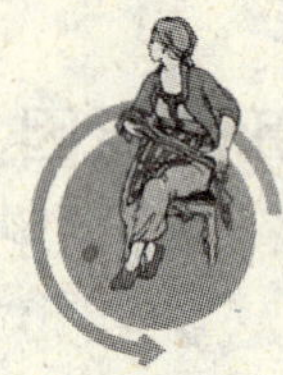

288. 发现 HIV 阳性后应做哪些检查?

凡 HIV 感染者一旦证实 HIV 抗体阳性后应进一步进行以下 12 个方面的检查，作为基线的资料：①T 淋巴细胞亚群的监测；②全血计数(CBC)细胞分类；③血小板计数；④G 6PD 筛检；⑤弓形虫血清学试验；⑥腮腺炎及念珠菌抗体测定；⑦快速血浆反应素试验；⑧乙型肝炎抗原抗体检测；⑨CMV 抗体测定；⑩扩瞳眼底检查；⑪对吸烟者进行 X 光胸片检查；⑫阴道细胞涂片检查。

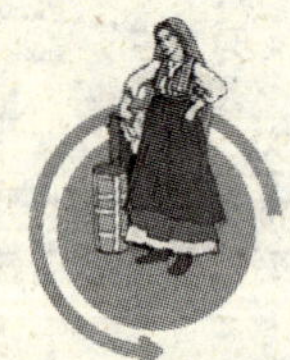

289. 什么时候检查 HIV 抗原和 HIV 抗体?

如果艾滋病病毒携带者感染的病毒量很大，病毒繁殖很多，在潜伏期中(包括部分窗口期)就可以检查 HIV 抗原，作为急性感染病例早期诊断的依据。但是，如果感染的病毒不多，病毒在体内繁殖量也小，而且还可能被机体产生的抗体中和，这样，在潜伏期内就测不出抗原，因而不能对急性感染作早期诊断。感染艾滋病病毒后4~12周开始出现抗体，这时窗口期结束，HIV抗原被大量的HIV抗体中和，因而测不出来；所以在潜伏期中，检查抗HIV抗体，可以诊断艾滋病病毒携带者。潜伏期结束时HIV抗原急剧上升，说明体内的艾滋病病毒的复制加快。这时艾滋病的临床症状和体征相继出现，因此，在潜伏期中，定期检测HIV抗原水平，可以及早发现艾滋病患者，并作为药物治疗中疗效考核及预测艾滋病患者的转归的依据。

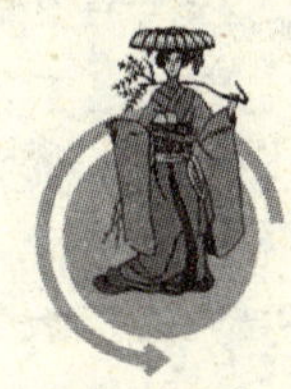

290. CD4计数的临床意义是什么?

(1)用于HIV感染者的疾病分期：凡$CD4^+$T淋巴细胞计数小于200/mm^3或$CD4^+$T淋巴细胞的百分比小于14%的HIV感染者可归入艾滋病。

(2)判断HIV感染者的临床合并症：各种机会性感染与$CD4^+$T淋巴细胞的相关性，如$CD4^+$T淋巴细胞少于200/mm^3时，很容易发生卡氏肺囊虫肺炎；而巨细胞病毒感染和鸟分枝杆菌感染常发生于$CD4^+$ T淋巴细胞少于50/mm^3的病人，极少见于$CD4^+$T淋巴细胞多于100/mm^3的病人。

(3)帮助确定抗HIV药物治疗及机会性感染预防性治疗的适应证。例如，当$CD4^+$T淋巴细胞少于200/mm^3时，应给予抗卡氏肺囊虫肺炎的预防性治疗。

(4)抗HIV药物疗效的重要判断指标。

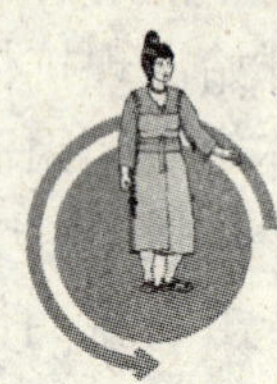

291. 艾滋病病情进展的标志是什么?

(1)T 淋巴细胞：作为预测疾病进展的 T 细胞检测包括：CD4 细胞绝对计数、CD4 百分比和 CD4/CD8 比值。三者中任何一项明显降低都预示由无症状 HIV 感染进展为艾滋病的危险性增高，CD4 百分比的临床意义略高于 CD4 绝对计数。

(2)β_2 微球蛋白(β_2M)和新蝶呤：淋巴细胞活化和破坏增加可使血清 β_2M 水平升高，后者与 HIV 感染者进展为艾滋病危险性增高密切相关。新蝶呤为巨噬细胞的一种产物，反映免疫系统活化和预示 HIV 疾病进展。

(3)P24 抗原：P24 为 HIV 复制时产生的核心抗原，感染早期产生的中和抗体常致血清 P24 水平降低至无法测出，但疾病晚期由于中和抗体产生减少和/或 P24 产生增加而呈 P24 检测阳性。不论 T 细胞和 β_2M 水平如何，P24 可独立预示疾病进展。

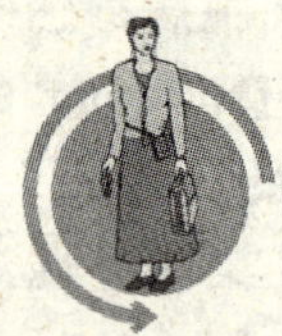

292. 检测血液中的 HIV 抗原和 HIV 抗体对监测艾滋病的病程有帮助吗?

从抗体的产生，抗原减少到出现艾滋病临床症状伴有血液中抗原量明显增加，这一潜伏期的长短，因人而异。潜伏期中可以没有任何症状，但感染者体内的病毒繁殖量是上下波动的，T4 淋巴细胞的数目也上下增减；如果病毒复制明显加快，HIV 抗原水平急剧上升，T4 淋巴细胞计数显著下降，接着就发展成艾滋病，临床表现逐渐明朗，病情日趋恶化。因此，HIV 抗原的定期检测和 T4 淋巴细胞计数可以及时发现艾滋病患者。还可以从艾滋病病毒感染者末梢血中取少量淋巴细胞或血浆与正常淋巴细胞一起培养，定期检测培养孔中的病毒抗原，经过统计学处理，可以测出体内艾滋病病毒的水平，定期记录结果，可用来观察药物治疗中的疗效以及病情发展的随访数据，作为预测艾滋病患者转归的依据。

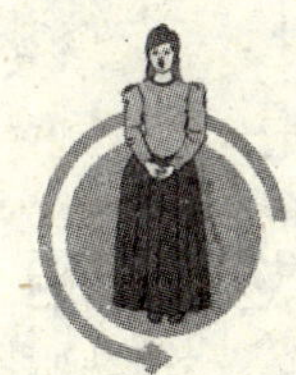

293. 不抽血能查出艾滋病病毒吗?

能。现在已经证明用尿液代替血液来检测其中的抗 HIV 抗体，可以获得与检测血液相近的结果。美国 NBA 最著名的球星魔术师约翰逊，就是通过检测尿液而证实感染了艾滋病病毒的。日本研制成功了用尿或唾液代替血液来检测艾滋病病毒的新方法。尿液中的抗 HIV 抗体的含量不到血液中含量的五千分之一。而用新方法检测尿液和唾液来检测艾滋病病毒抗体，准确率达 100%。其灵敏度比普通的血液检测法高数百至 4000 倍，为艾滋病病毒携带者的早期诊断带来福音。

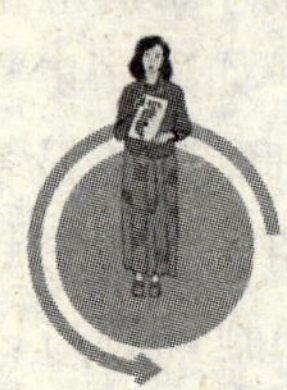

294. 什么是艾滋病病毒感染的口腔表征？

口腔症状是艾滋病病毒感染者的重要诊断指征之一，而且多出现在发病的初期。1992 年 9 月，WHO 艾滋病口腔表征研究协作组制定了统一的分类和诊断标准，主要包括以下各类：①红斑型及伪膜型白色念珠菌病；②毛状白斑；③牙龈线性；④坏死性牙龈炎；⑤坏死性牙周炎；⑥卡波济肉瘤；⑦非霍奇金氏淋巴瘤。

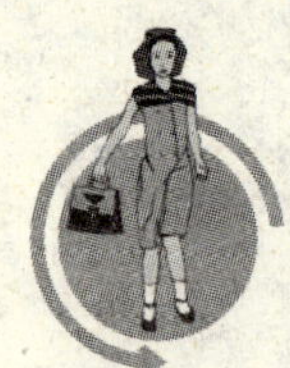

295. 哪些病容易与艾滋病相混淆？

(1)艾滋病表现的发热、消瘦、疲乏和无力等需与其他传染病、自身免疫病、胶原性疾病及血液病中某些类似症状相鉴别。

(2)淋巴结肿大，应同卡波济肉瘤、霍奇金病、淋巴瘤等相鉴别。近年来在同性恋中出现的良性性病性淋巴结综合征更容易与艾滋病的淋巴结肿大混淆。

(3)皮肤病变。

(4)性病，如梅毒、淋病、软下疳等。

(5)单核细胞增多症和其他免疫抑制病的免疫学和血液学变化需与艾滋病鉴别。

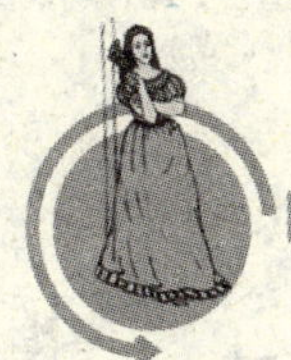

296. 艾滋病与其他性传播疾病有哪些不同点？

(1)艾滋病不及其他性传播疾病常见。

(2)潜伏期长。

(3)主要侵犯人体免疫系统。

(4)目前尚无法治愈。

(5)艾滋病患者男多于女。

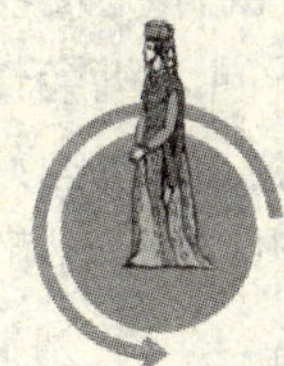

297. 性病与艾滋病的关系如何？

性病和艾滋病存在密切关系。性病可以促进艾滋病的传播，性病的存在大大增加感染 HIV 的可能性，原因如下：①患上性病将破坏上皮细胞的连续性，如梅毒、软下疳、生殖器疱疹使生殖器溃疡、糜烂，为 HIV 入血达到淋巴细胞创造了条件；②淋病、非淋菌性尿道炎或宫颈炎、滴虫性阴道炎等使局部发生炎症，可增加免疫细胞，特别是淋巴细胞、巨噬细胞等在感染部位的聚集；使 HIV 的靶细胞增多，增加性病患者对 HIV 的易感性；③性病引起的炎性反应和病损部位的渗出液增强 HIV 经生殖器分泌物的排放，因而使同时感染了性病和 HIV 的患者更具传染性；④患有性病将使感染 HIV 的危险性增加 1.5～18.2 倍；⑤治疗性病可以有效的控制艾滋病。治疗性病能减少生殖道分泌物 HIV 含量从而降低艾滋病病毒感染率。

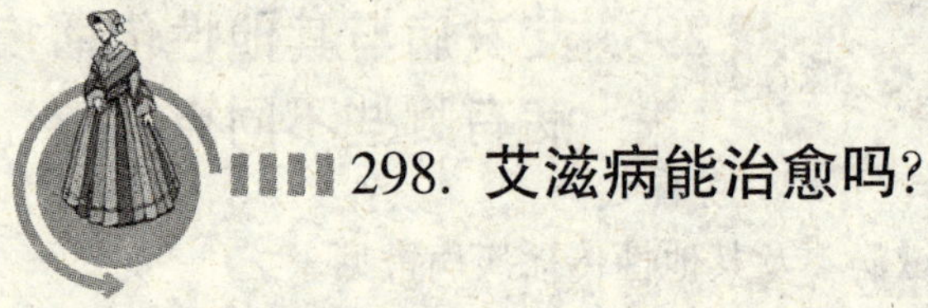

298. 艾滋病能治愈吗?

到目前为止，还没有根治艾滋病的药物，也没有保护免疫系统免遭艾滋病病毒攻击的药物。因此，当前临床对艾滋病患者采取的综合性治疗，只能达到缓解症状，延长生命期的目的，不同阶段的艾滋病患者，由于机体免疫功能的损害程度不一，其症状表现的轻重程度也不同。机会性感染多种多样，侵犯的器官组织也各不相同。恶性肿瘤的好发部位也很广泛。因此治疗方案应根据患者的具体情况酌情采用。

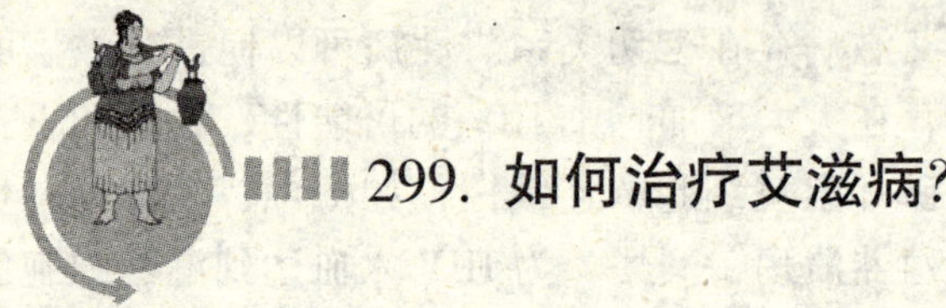

299. 如何治疗艾滋病?

艾滋病诊断明确后，可针对三方面进行治疗：①抑制反转录病毒；②使用免疫增强剂；③治疗机会性感染。

艾滋病病毒感染早期许多症状尚未发生，可采取一定措施预防并发症，如用异烟肼预防结核，新诺明预防卡氏肺囊虫肺炎，注射乙型肝炎、流感疫苗或肺炎球菌、b 型流感杆菌疫苗进行免疫。使用抗反转录病毒药物可延缓病程发展。

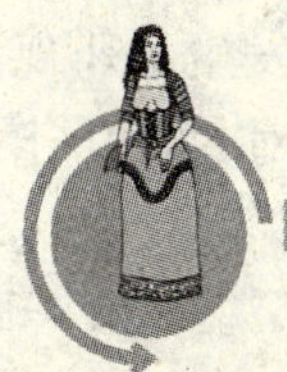

300. 抗 HIV 的药物有哪些种类?

(1)核苷类反转录酶抑制剂(NRTI):①齐多夫定 Zidovudine(AZT 或 ZDV);②地丹诺辛 Didanosine(ddl、Videx);③扎西他滨 Zalcitabine(ddc);④司他夫定 Stavudine(d4T);⑤拉米夫定 Lamivudine(3TC);⑥阿巴卡韦 Abacavir(1592U89Ziagen)。

(2)非核苷类反转录酶抑制剂(NNRTI):①奈韦拉平 Nevirapine;②地拉韦啶 Delavird;③依非韦伦 Efavirene。

(3)蛋白酶抑制剂:①沙奎那韦 Saguinavir;②茚地那韦 Indinavir;③利托那韦 Ritonavir;④奈非那韦 Nelfinavirr;⑤安普那韦 Amprenavir。

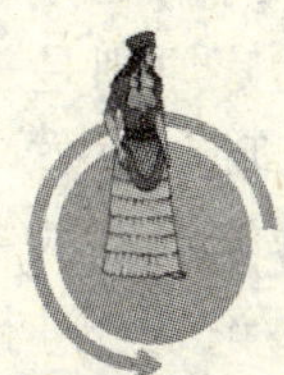

301. 抗病毒治疗的时机如何掌握?

何时开始实施高效抗反转录病毒治疗,目前没有绝对正确的意见。早期治疗的益处和危险性分述如下:

(1)潜在的益处:①及早控制病毒复制和变异,明显降低体内病毒载量;②防止免疫损伤的进展;有利于维持或重建正常的免疫功能;③推迟 AIDS 的发展,从而延长寿命;④减少由于复制过程中病毒选择生长而产生耐药突变株的危险。

(2)潜在的危险性：①由于长期用药后，药物的毒副作用和服药所带来的不便影响生活质量；②早期发生耐药现象，并导致将来用药受限；③尚不清楚长期用药对免疫功能的影响；④因药价昂贵长期用药不胜负荷。

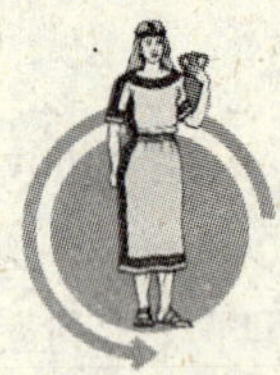

302. 国际上治疗艾滋病的主要方法是什么？

80 年代初，世界上尚无一种可有效治疗艾滋病的药物，绝大多数艾滋病病人在发病后 1～2 年内死亡，艾滋病被称为“不治之症”。1987 年，美国率先开发出对付艾滋病病原体(HIV 病毒)的新药“齐多夫定”(AZT)。此后，十几年来国外已先后开发出一、二十种抗 HIV 新药。大多数病人经抗艾滋病药物的“鸡尾酒疗法”治疗后，大大延长了存活期。不久前，欧洲医学联合会提出的艾滋病临床治疗原则是：当 HIV 阳性患者体内的 CD4 计数下降至 350 个细胞/立方毫米时，即可开始进行药物治疗。此外，所有 HIV 阳性病人一旦出现免疫受损症状，应立即给予药物治疗(不论是否进行过 CD4 检测)。鉴于艾滋病症状的复杂性，原则上不可单独使用一种抗 HIV 药物，最好使用两种不同的核苷类反转录酶抑制剂(如齐多夫定、拉米夫定、斯它夫定、扎西它宾、双脱氧肌苷等等)加上一种(或两种)蛋白酶抑制剂(如英迪那菲、里托那菲等等)，配伍组成复方让病人服用。此外，医生最好经常变换药物组方，以免病人产生耐药性。国外一种常用的抗肿瘤药物羟基脲目前已广泛用于艾滋病的辅助治疗。白介素－2 可提高艾滋病人体内的 CD4 细胞数量，促进免疫系统功能的修复。另外，美国正在进行临床试验的抗艾滋病新药是一种低毒性高效蛋白酶抑制剂，将其与现有抗 HIV 药物(如里托那菲)加工成复方口服胶囊，不仅治疗艾滋病疗效显著，还能降低药物毒副作用。

303. AZT 是治疗艾滋病的特效药吗?

AZT(齐多夫定)的作用是抑制艾滋病病毒的反转录酶的活性，对艾滋病病毒的增殖有较强的抑制作用，减少血浆 HIV-1 P24 抗原，暂时增加 CD4 细胞，延长进行性疾病患者的存活期，减少早期病人疾病的进展率，但不能根治。另外，感染艾滋病病毒的孕妇使用 AZT 后可减少母-婴传播的危险，因为这种治疗降低了母亲血循环中艾滋病病毒的数量。

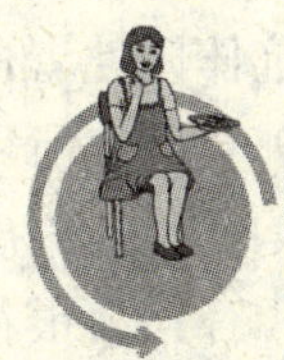

304. AZT 有什么副作用吗?

AZT 的主要毒副作用有：①粒细胞减少；②贫血；③胃肠不适、头痛。④肌炎。有报告说，AZT 与同类化合物 DDC(双脱氧胞苷)、DDI(双脱氧次黄苷)和双脱氧腺苷同时联合应用，药效可提高 20~30 倍，副作用也减少。

305. 中医中药能治愈艾滋病吗？

世界各国对艾滋病的治疗在目前而言，尚无特效药物，治疗主要是针对机会性感染。当前国内外学者对利用中医中药治疗艾滋病方面越来越感兴趣，这方面的研究也逐渐增多起来。中医的虚实、卫气、肝脾等理论与现代免疫学观点近似，扶正与祛邪两大用药法也与免疫治疗息息相关。虚证一般指正气不足，表现为自身免疫性疾病或免疫功能过低而对病原体(HIV)失去免疫反应，一般用扶正固本类药物治疗；实证是指邪气有余，需用祛邪方法，即用清热解毒和活血化瘀类药物治疗，两类药物对免疫功能具有双向调节作用，既有免疫抑制又有免疫增强作用。与扶正祛邪并用可使作用倍增。国内有学者用中药对艾滋病各期辨证施治，辨病和辨证相结合，配伍清热解毒祛湿药物取得满意效果；日本医学界用香菇多糖及甘草甜素对HIV携带者，HIV抗体阳性者进行治疗使其免疫功能均有改善；美国加州传统医学研究所用八味地黄片加减治疗病人，可恢复和增强病人的机体免疫功能。可以对抗艾滋病病毒和机会性感染的中药有：金银花、连翘、板蓝根、大青叶、半边莲等；可干扰抑制病毒复制的有党参、黄芪、灵芝、甘草等，其中甘草甜素抑制率可达98%。复方中药制剂如：四君子汤、六味地黄丸、安宫牛黄丸等都有提高免疫功能或调节免疫功能的作用。成方小柴胡汤可抑制HIV－1反转录酶。另外，针灸也可以缓解艾滋病患者的某些症状。中科院昆明植物所历经15年，研究成功抗艾滋病纯天然药物制剂复方SH，成为世界上第一个通过严格科学实验的抗艾滋病中药制剂。

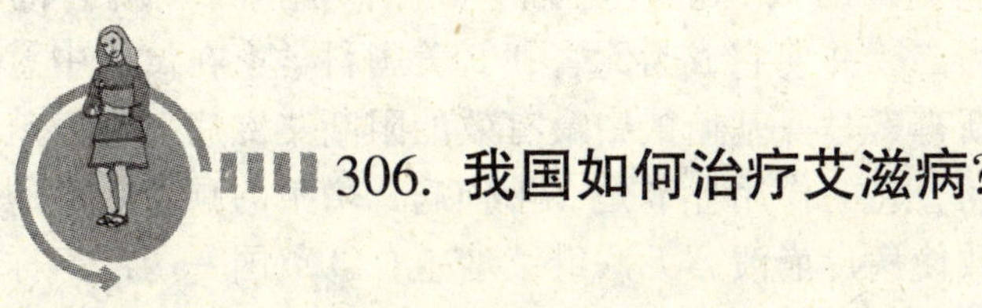

306. 我国如何治疗艾滋病?

在我国，临床各期艾滋病的治疗原则如下(表3)：

表3 临床各期艾滋病的治疗

临床期	CD4计数、病毒载量、其他	抗病毒治疗
急性期或感染12个月之内	任何水平	不宜治疗
无症状期	$CD4 > 500/mm^3$ $RNA < 30000$ 拷贝/ml 血浆	不宜进行
无症状期	$CD4 < 350/mm^3$ $RNA > 30000$ 拷贝/ml 血浆	进行
症状期非终末期，继发感染被控制后	任何水平	可以进行
症状期	终末期	不宜进行
怀孕期	除产前用药为母婴阻断外	不宜进行

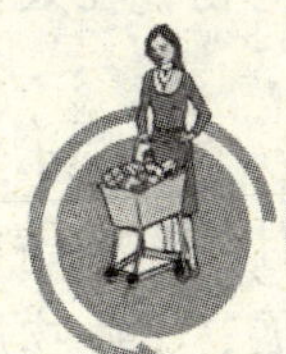

307. 近年在艾滋病治疗方面有什么进展吗?

(1)抗艾滋病病毒药物的研究：①最近诺贝尔奖金获得

者，美国科罗拉多大学教授托马斯切赫说：他们正在研究将抗艾滋病病毒剂制成导弹一样，导向细胞内的精确目标——艾滋病病毒的 RNA。一旦命中目标，抗病毒剂就会将 RNA 一分为二，并使它成为无害；②美国科学家在试验中意外地发现新霉素是氨基糖甙中最有效的阻断艾滋病病毒繁殖的抗病毒药，它的作用环节是在干预病毒增殖的顺序活动的第一步，致使病毒崩溃，无法继续增殖；③英国一药厂声称，他们研制的一种抗癌药物(EFB)在试管内能杀死被艾滋病病毒感染的人白细胞，却不伤害正常细胞。此药治疗艾滋病的潜力，正在试验之中；④中科院昆明植物所历经 15 年，研究成功抗艾滋病纯天然药物制剂复方 SH，成为世界上第一个通过严格科学实验的抗艾滋病中药制剂。

(2)阻断病毒与人体细胞结合药物的研究：①法国巴斯德研究所病毒和细胞免疫研究组研制成功了破坏 CD26 蛋白质分子识辨功能的物质，但还需要提高这种物质的“活力”；②法国全国科研中心一个研究小组经过 6 个月试管内试验，发现 CD4 分子能够封锁淋巴细胞的“入口处”，从而阻止艾滋病病毒侵入正常细胞，而且对细胞无毒副作用；③法国马赛大学科研中心生物化学与蛋白质工程研究室最近发现一种多头结构 SPC 分子，可以在艾滋病病毒与 CD4 受体接触时介入，以阻止艾滋病病毒与细胞结合；④美国德克萨斯大学研究人员用艾滋病病毒所含的一种蛋白质制成药物，在人体外有效地阻止了艾滋病病毒侵入正常细胞。

(3)保护或恢复免疫功能的制剂：①美国一个研究小组使用白细胞介素 -12 的人体蛋白质治疗方法，使艾滋病病毒感染的免疫系统恢复功能，以阻止艾滋病的发展；②生物反应免疫调节药：厄瓜多尔医生埃德温塞瓦略斯发明了一种抗艾滋病新药 BIRM，这是一种生物反应免疫调节药。经美国几家实验室分析和试验，证明它能阻止艾滋病病毒破坏免疫体系；③基因疗法：美国科学家将艾滋病病毒基因植入淋巴组织瘤中，然后通过淋巴组织瘤移植到小鼠体内，40天后小鼠体内出现了抗体和T淋巴细胞，说明免疫系统已对艾滋病病毒做出了积极的抵抗反应。兔、猴试验也获类似结果。这种基因疗法被认为是艾滋病治疗的未来的希望。

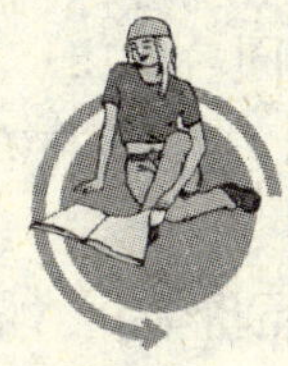

308. 如何诊断HIV感染和艾滋病？

有症状HIV感染的诊断总流程：①听取可疑患者主诉，检查体征；②分析流行病学危险因素；③作HIV抗体测定；④根据以上发现，综合分析并加以判断。

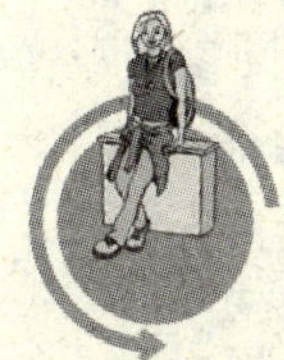

309. 什么是国际艾滋病日？每年的主题是什么？

从1988年起，世界卫生组织规定每年12月1日为国际艾滋病日，在那天组织各种活动，以促使人们重视这个严重威胁人类健康的超级瘟疫，每年国际艾滋病日都有一个主题：

1988 Join the Worldwide Effort　全球共讨，征服有期

1989 Our Lives, Our World——Let's Take Care of Each Other　我们的生活，我们的世界——让我们相互关照

1990 Women and AIDS　妇女和艾滋病

1991 Sharing the Challenge　共同迎接艾滋病的挑战

1992 A Community Commitment　预防艾滋病，全社会的责任

1993 Time to Act　时不我待，行动起来

1994 AIDS and the Family　艾滋病和家庭

1995 Shared Rights，Shared Responsibilities　共享权益，共担责任

1996 One World，One Hope　同一世界，同一希望

1997 Children Living in a World with AIDS　生活在有艾滋病世界中的儿童

1998 Force for Change: World AIDS Campaign with Young People　青少年——迎战艾滋病的生力军

1999 Listen，Learn，Live!　关注青少年、预防艾滋病——倾听、学习、尊重

2000 Man make a difference　预防艾滋病，男士责无旁贷

2001 I care，do you?　预防艾滋病，你我同参与

2002 Live and let live　相互关爱，共享生命

310. 艾滋病患者能否正常学习和工作?

艾滋病及艾滋病患者在我国已是客观存在。随之而起的是人们对艾滋病的恐惧和对其患者的歧视。其实，艾滋病的传染性很弱，且有一定的传播途径，一般工作和学习上的接触是不会感染艾滋病的。另外，艾滋病病毒感染后，感染者

有很长一段时间无症状，他们需要和正常人一样工作和学习。因此，维护艾滋病感染者的正当权义，是我们对艾滋病感染者起码的关爱。

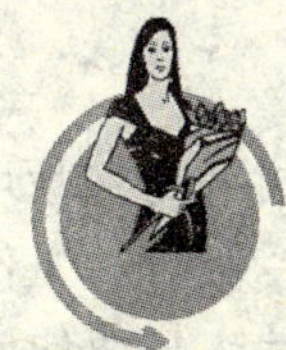

311. 如何对待感染了艾滋病的家人?

对于家庭成员的日常接触是否会感染艾滋病，国外做了许多研究。在英国，检测了感染艾滋病夫妻的另一方，只要注意使用避孕套的，没有一例被感染。因此说日常接触是不会被感染的。感染了艾滋病的家人需要亲属的关爱。一般表示关怀和爱心的举动，例如，交谈、握手、拥抱、甚至亲吻、都不会传染 HIV。请多以行动来表达自己的关心，别让患病成员感到孤立无援，甚或被遗弃。关怀受感染者的家人，并以实际行动支持他/她积极地生活。家人的鼓励和爱护，通常都是患病者最重要的精神支柱。应为患病成员保守秘密，当家庭中的感染者出现临床症状时，要协助患者安排适当的照顾或治疗，减少患病者的精神压力。但是，为了预防感染，作为与感染者接触最密切的亲属，也一定要了解有关艾滋病的防护知识，防止感染上艾滋病病毒。如果患病人是自己的配偶，那么每次发生性行为时，都要正确地选用优质的避孕套，这可大大减低传染的机会。为患病成员护理伤口或接触其血液时，都要先戴好橡胶手套。护理结束后，将手套丢弃。

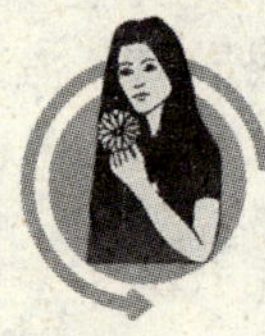

312. 治疗艾滋病的费用可以报销吗?

卫生部在1999年4月出台的有关艾滋病病人的《管理意见》中规定，艾滋病病人享有和常人一样的接受教育、工作就业、医疗保健的权利。因此，艾滋病感染者或病人只要使用了我国医疗费用报销的规章中允许报销的药物种类和医疗费用，就可以与普通病人一样，享受医疗保险，报销医疗费用。

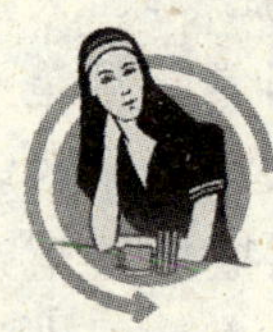

313. 婚检时，如果一方HIV检测阳性，医生应该如何处理?

婚检时，如果一方HIV检测阳性，这时医务人员就会面临一个伦理难题：为当事人保密是应尽的义务，保护第三者的生命健康也是应尽的义务。权衡起来，保护人的生命健康权比保密更重要。医生首先应解除当事人可能有的思想顾虑和精神负担，启发其保护对方健康的责任感，尽量让病人或感染者自己去告诉对方，如果当事人拒绝，医务人员可以直接告知对方。

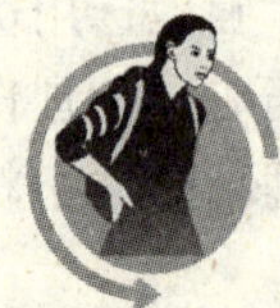

314. 妇女在什么情况下应考虑接受HIV抗体检测?

任何妇女如果自己曾经有多性伴或静脉吸毒历史；其性

伴已感染 HIV；其性伴有静脉吸毒历史，均应接受 HIV 抗体检测。在高感染区，地方行政部门规定检测。在下列情况下，怀疑自己会受到 HIV 感染的妇女应进行检测：①考虑结婚或决定与性伴侣建立持久的关系；②考虑生育问题；③希望确定某些症状是否与艾滋病病毒感染有关。

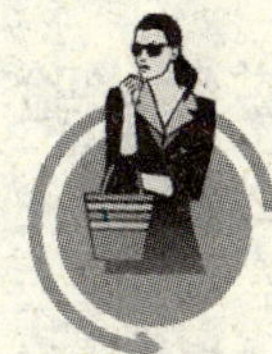

315. 艾滋病病毒携带者可以结婚和怀孕吗?

艾滋病病毒携带者不宜结婚，因为很容易将艾滋病病毒传播给配偶。但是，各国法律并未禁止艾滋病病毒携带者结婚。所以如非要结婚，则一定要施行性保护，即有性行为时双方避免精液、阴道液和血液的交换。只有常规地正确使用避孕套，才能做到性保护。婚后感染者的配偶应定期做血清抗体检查，以检测感染的可能性。感染艾滋病病毒的妇女，尽量避免怀孕，如果不小心怀孕了，应自觉地中止妊娠，以将艾滋病传播给胎儿。

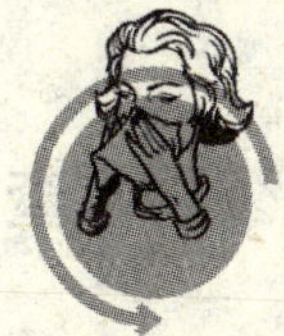

316. 避孕能同时预防感染艾滋病病毒吗?

在所有的避孕方法中，使用避孕套是最好的预防艾滋病病毒传播的方法。实验证明，艾滋病病毒不能通过完整的乳胶避孕套。据美国的统计，使用避孕套避孕的失败率为

10%，而预防艾滋病病毒感染的失败率则不到1%，明显低于避孕的失败率。世界卫生组织认为，使用避孕套是发展中国家达到降低艾滋病病毒感染的最经济而最有效的办法。其保险度为99.6%。

317. 当医生告知艾滋病化验结果阳性时怎么办？

一方面要面对现实，积极配合医生的治疗，力求延缓病程的发展，延长存活期，以待治疗艾滋病的新药问世，活得时间越长，得救的希望也越大；另一方面，也要慎重地处理自己的分泌物和一切可能造成传播的污物，以杜绝给自己周围的人带来不幸的可能。努力学习并了解艾滋病的感染、传播、发病及预防的基本知识；主动配合医护人员慎重对待自己的日常生活用品、血液、体液及分泌物的安全消毒。女性患者处理好经血，不要口对口给婴儿喂食。配偶之间的性生活要采用避孕套，已婚女病人避免怀孕。

318. 出入国境为什么要检查艾滋病？

根据中华人民共和国发布的《艾滋病检测管理若干规定》中第4条："所有入境人员在入境时，必须如实填写健康卡，并交国境卫生检疫机关查验。"第5条："来中国定居或居留一年以上的外国人，在申请入境签证时，须交验所在国或经过所在国公证机关公证的私立医院的艾滋病血清学检查证明，并经中国驻外使、领馆认证，证明自签发之日起6个月内有效。由于条件限制，未在本国进行艾滋病血清学检查的外国人，须在入境后20天内到指定的卫生专业机构接受检查。”第8条：“定居国外的中国公民和在国外居留一年以上的中国公民，回国定居或居留1年以上的，须在回国后2个月内到指定的卫生专业机构接受检查。”为了预防艾滋病从国外传入或者在我国流行，保障人民身体健康，出入国境检查艾滋病是完全必要的。

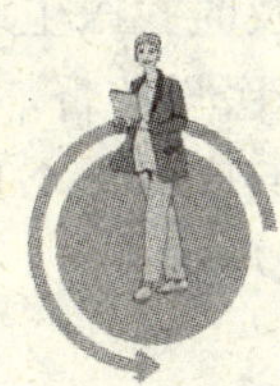

319. 怎样做好“自我防护”？

(1)了解艾滋病的由来和危害，熟悉它的传染方式和预防措施。

(2)严禁性乱。

(3)防止与他人共用可能被血液污染的用具，如牙刷、剃刀、注射针头等。

(4)注意性卫生和性安全。

(5)当配偶一方血清抗体阳性时，双方都要定期做有关检查，实行医疗监督，采取性安全的预防措施，最好终身禁欲，如果做不到，则应坚持使用避孕套。

(6)当自己一旦感染上艾滋病时，不悲观，勇于与疾病做斗争，切实遵守有关预防艾滋病的规定，严防传染给他人。

(7)当别人患艾滋病时，不歧视，不排斥，尽量给予温暖，但交往中要注意防护。

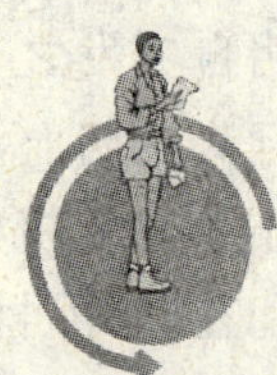

320. 涉外人员应有哪些防护措施？

(1)了解所去国家艾滋病的流行情况、主要传播途径及经常接触的人员的有关情况。

(2)严禁与外国人发生婚外的性关系。

(3)怀疑有可能感染了艾滋病病毒时，应及时找医生或艾滋病咨询机构咨询，必要时做血清抗体检查等医学监督。

(4)在国外居留 1 年以上的涉外人员，在回国后 2 个月以内到指定的卫生专业机构接受艾滋病血清抗体检查。

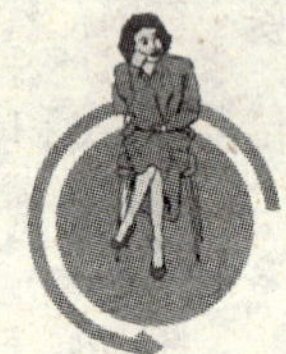

321. 用过进口血制品的人应采取哪些措施？

进口血制品造成艾滋病病毒感染的主要是凝血因子，即第Ⅷ与第Ⅸ因子，尤其是 1985 年以前美国生产的凝血因子，采用的是冷却沉淀法，或加甘氨酸沉淀，然后用过滤与紫外线照射消毒，这种处理过程不能杀死艾滋病病毒。因此，曾使用过这些凝血因子浓缩品的血友病人，必须做血清抗体检查。如果血清抗 HIV 抗体试验阴性，使用时间超过 3 个月以上，又没有任何症状，再定期复查 1～2 次，可考虑排除感染。如果血清抗体试验为阳性，则应向本人宣传有关艾滋病的知识，防止扩散，积极治疗。

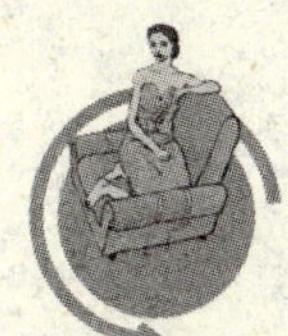

322. 我国第一例传入的艾滋病病例是何时发现的?

1985 年 6 月，北京协和医院收治了一名长期居住在美国的阿根廷籍男子，后因患严重肺部感染而住院，经医治无效而于入院后第 5 天死亡。患者病危期间，医务人员曾与其在美国的亲友通话，据患者亲友介绍，患者为同性恋者，曾于 1984 年和 1985 年两次罹患卡氏肺囊虫肺炎。这是我国发现的第一例传入的艾滋病病例。

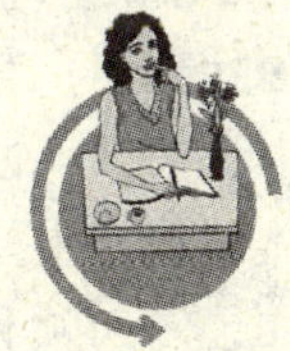

323. 我国第一例大陆居民艾滋病病例是何时发现的?

1990 年 4 月，中国人民解放军第 302 医院收治了一名 51 岁男性患者，以肺炎起病，反复发作，久治不愈。且逐渐表现脑神经症状。经检查确定为嗜肺军团菌肺炎和脑弓形虫病。全身衰竭，后期再次发生肺炎(克雷伯氏菌与热带念珠菌混合感染)，导致呼吸循环衰竭死亡。病程 4 个半月。实验结果：血清抗 HIV－1 阳性(ELISA、IIF、WB)，PBMC 标本分离到 HIV－1。血 T 淋巴细胞亚群(McAPAAP 染色)，CD4 细胞 1%，CD8 细胞 47.5%，CD4/CD8 比值 0.021。这是我国第一例大陆居民艾滋病病例。

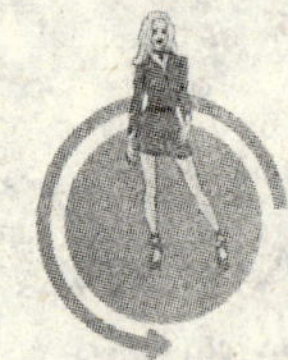

324. 有 HIV 疫苗吗?

疫苗始终是对付病毒的首选方式，自美国 1981 年诊断出全球首例艾滋病患者以来，各国的科学家便展开了一场研制艾滋病疫苗的竞赛。尽管全球科学家都在全力以赴，但艾滋病疫苗的研制却非常艰难。邵一鸣说，一个疫苗要经过三期甚至更多的试验，大概 5 年左右的时间才能检验它是否有效，目前国际上已经有 20 多个疫苗在进行不同阶段的人体试验，2004 年初公布的第一个进入三期试验的艾滋病疫苗已宣告失败。目前，中国由天花疫苗做载体的艾滋病病毒疫苗，作为工业化的生产阶段已经结束；由核酸做载体的疫苗也已通过国际合作，有关方面正准备将这两个疫苗报到国家的安全评价中心去做毒性试验。按照计划，明年疫苗即可开始进行一期人体试验，主要是检测它的安全性，一期需要一年左右的时间，如果一切顺利，就可以直接进入二期试验，二期需要两年左右的时间，然后开始三期临床试验，用来检验疫苗在高危人群中是否能够预防艾滋病感染。总而言之，目前尚无具有肯定作用的 HIV 疫苗。

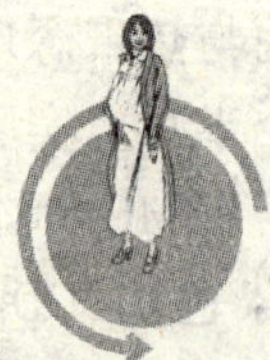

325. 中国如何对待艾滋病对本国的威胁?

随着改革开放的进一步深入，人口流动性越来越大，这就不可避免地增加了艾滋病危险性行为的几率，就连世界卫生组织的官员也认为中国存在着艾滋病大流行的危险因素。根据目前我国的实际情况，防治艾滋病的重点仍然是加强卫生宣传教育，提高人口素质，普及卫生常识。大力开展预防工作是当务之急。正如国务委员彭佩云所说："尽管我国目前仍处于艾滋病病毒低感染状态，但必须清醒地看到，周边国家和地区的艾滋病正在迅速扩散传播，国内人口密集，流动人口多，卖淫、嫖娼、静脉吸毒等诸多因素在增长，预防艾滋病的传播，事关国家兴亡。必须抓住目前低感染的有利时机，从速采取全方位的预防和控制行动。要求各有关部门加强协作，齐抓共管，特别要进一步开展对艾滋病知识的宣传；严厉打击卖淫、嫖娼、吸毒等社会丑恶现象；加强对艾滋病的监测；加强对艾滋病防治的科研及法制建设，并与国际组织合作。"

326. 我国政府如何对待艾滋病?

1995年10月国务院办公厅责成卫生部颁发《关于加强预防和控制艾滋病工作的意见》，"意见"中从宏观上重点提出了7项措施。其中包括进一步加强艾滋病防治的领导和协调功能，建立国务院防治艾滋病协调会议制度，动员各有关部门积极参与，大力支持群众团体工作；组织制订我国防治艾滋病中长期规划并纳入社会发展规划之中；针对不同人群利用多种形式大力开展宣传教育；制定完善有关法规，建立健全各项管理制度并严格执行；加强专业机构和队伍的建设；增加资金投入和积极开展国际合作等。1996 年，中国就建立了由国务院领导组织、34 个部委组成的艾滋病、性病防治协调会议制度。1998 年，中国又制定了预防、控制艾滋病的中长期规划。今年年初，中国政府又制定了遏制艾滋病行动的计划。也就是说，中国政府进一步加强了对艾滋病防治工作的领导。中国政府还采取了一系列措施，其中包括如何控制经血液传播艾滋病、如何加强宣传教育，艾滋病病人的治疗及其应有的社会待遇也被提上议事日程。在通过加强政府部门与非政府组织包括个人之间协调的同时，中国政府加大了对防治艾滋病的经费投入。从 2001 年开始，中央政府对防治艾滋病的投入从 1500 万元人民币增加到每年 1 亿元，地方政府也将相应地增加投入。此外，中国政府还利用 9 亿多元的国债来加强各地血站，特别是中西部血站的建设。

（谢　勇）

十一、与性病密切相关的疾病

(一)细菌性阴道病

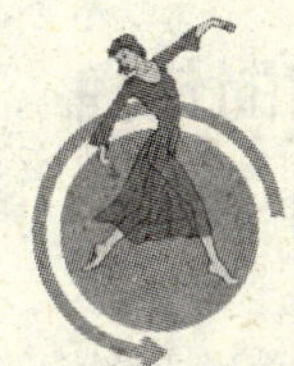

327. 什么是细菌性阴道病?

细菌性阴道病主要是由阴道加特纳菌引起的一种阴道炎，可通过性关系传播。过去一直将细菌性阴道病称为非特异性阴道炎，后来研究人员从患者阴道分泌物中分离到了阴道嗜血杆菌，故称为阴道嗜血杆菌性阴道炎，阴道嗜血杆菌也称为加特纳菌，故又称为加特纳菌阴道炎。为了统一起见，1984 年确定为细菌性阴道病。细菌性阴道病与性活跃、不洁性交有关。该病可导致急性输卵管炎，早产及新生儿围生期并发症等。应引起高度重视。

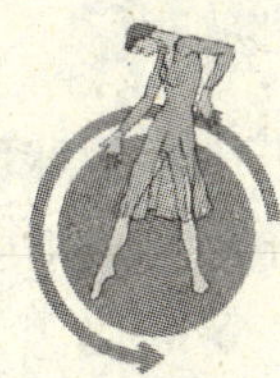

328. 引起细菌性阴道病的病原菌有何特点?

加特纳菌属是一种单一菌的菌属。为革兰阴性杆菌，部分变异成为球菌样小杆菌，菌体小，两端呈圆形，无荚膜，无鞭毛，营养性厌氧生活，部分专性厌氧。菌体长 0.3～0.45 微米，宽 0.1～0.2 微米，形体比乳酸杆菌小，呈多形性。培养的最适 pH 值 6.0～6.5，在 pH 值小于 4.0，不能生长。不产胺，也不产生过氧化氢酶和氧化酶。H_2O_2 抑制试验阳性。糖发酵产物主要是乙酸。

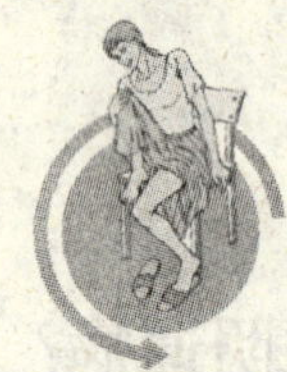

329. 细菌性阴道病的传播途径是什么?

细菌性阴道病可以通过性传播，但也可通过非性行为感染，由于加特纳菌可以是正常阴道菌群中的组成菌，患有细菌性阴道病患者存在着明显的菌群失调，是由于阴道菌群失调引起发病，还是由于患细菌性阴道病而引起菌群失调有待进一步确认。

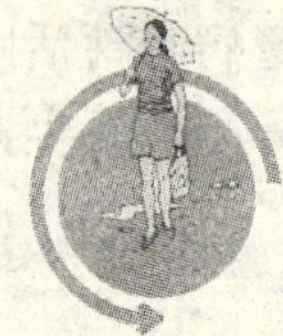

330. 什么情况下易发生细菌性阴道病?

正常阴道内寄生着乳酸杆菌，链球菌，表皮葡萄球菌，阴道加特纳菌及大肠杆菌以及厌氧的消化链球菌属、消化球菌、厌氧乳酸杆菌、类杆菌等，这些菌保持一定的比例，维系着阴道内生态平衡。正常妇女阴道分泌物中每毫升有 106 个菌落形成单位。

正常育龄妇女，在内分泌激素的作用下，阴道上皮细胞增生，其表层细胞含有丰富的糖原，有利于兼氧乳酸杆菌的生长，这种细菌占阴道的90%以上。这种乳酸杆菌大量存在，就抑制了其他致病菌的生长。在阴道形成了一个正常的生态平衡。

当人体雌激素水平下降，导致阴道上皮萎缩，细胞糖原减少，不利于乳酸杆菌生长。大量使用抗生素或用碱性液体过度冲洗阴道，抑制乳酸杆菌的生长。性乱，性交频繁(因精液pH值为7.2~7.8)等引起致病性厌氧菌和加特纳菌大量繁殖，引起阴道微生物生态平衡失调。兼氧性乳酸杆菌减少。最终导致细菌性阴道病。

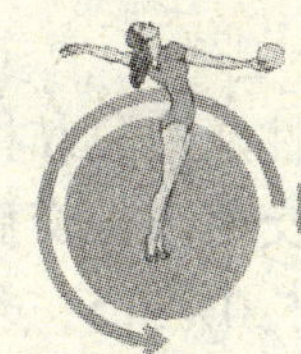

331. 细菌性阴道病的主要表现是什么？

主要是阴道分泌物增多，呈灰白色或灰绿色，面糊样稠度，有气泡。鱼腥样气味，性交后臭味更重。阴道及宫颈检查无明显异常。

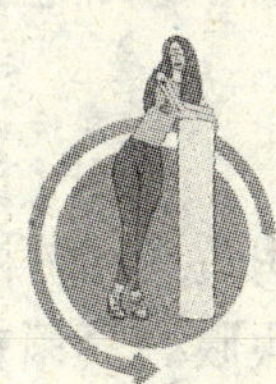

332. 细菌性阴道病的实验室检查有何特点？

(1)阴道pH值升高，5.0~5.5(正常人pH4.0~4.7)。

(2)胺试验有鱼腥气味。(用10% KOH溶液加入分泌物中，可嗅到“鱼腥”样氨味，这是胺遇碱后放出氨所致)。

(3)阴道分泌物涂片可找到边缘不规则的线索细胞(变性的上皮细胞)，其表面有特殊斑点或大量细小颗粒，如撒上一层面粉，革兰氏染色见许多球样小杆菌，无乳酸杆菌或乳酸菌极少。

(4)阴道冲洗液中琥珀酸盐/乳酸盐比值≥4.0。

(5)加特纳细菌培养及荧光抗体检查阳性。

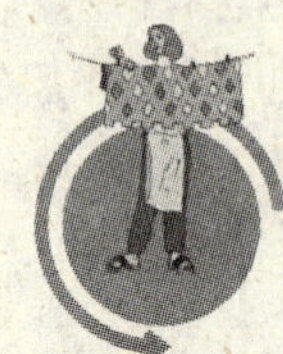

333. 如何诊断细菌性阴道病?

根据以下几点可以做出诊断：①非化脓性灰白色黏稠阴道分泌物；②阴道分泌物有鱼腥样气味，性交时或性交后加重，胺试验阳性；③阴道分泌物 pH 升高，5.0～5.5；④阴道分泌物涂片找到线索细胞。

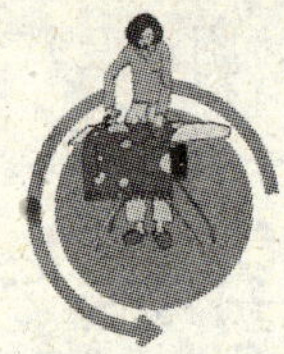

334. 细菌性阴道病应与那些疾病相鉴别?

通常应与下列疾病鉴别：①念珠菌外阴阴道炎：外阴阴道瘙痒，奶酪或豆渣样白带，阴道壁有白色假膜，真菌检查阳性；②滴虫性阴道炎：阴道分泌物增多呈泡沫状，味恶臭，可有尿道炎，膀胱炎，宫颈炎，尿道旁腺炎及巴氏腺感染，偶有肾盂肾炎，可有血尿。宫颈充血、水肿及出血，呈莓状外观，滴虫检查阳性。详见表4。

表 4　细菌性阴道病与其他阴道感染鉴别

	细菌性阴道病	真菌性阴道炎	滴虫性阴道炎
病原菌	阴道加特纳菌	白念珠菌和酵母菌	阴道毛滴虫
典型症状	恶臭的分泌物	外阴瘙痒分泌物多	大量的脓性分泌物，外阴瘙痒
分泌物量	中等	少量至中等	大量
颜色	白色或灰色	白色	黄色
黏稠度	均匀的，低黏度的附于阴道壁	凝结，成块	稀薄，泡沫状
外阴，阴道上皮炎症	无	阴道上皮、阴道口处红斑，外阴炎常见	阴道和外阴上红斑，斑点状阴道炎
阴道 PH 值	常≥4.5	常≤4.5	常≥4.5
胺试验	存在	无	可能存在
显微镜检查	线索细胞，白细减少，大量混杂菌落，加特纳菌数量超过乳酸杆菌	白细胞、上皮细胞，酵母菌菌丝体或假菌丝体占优势	白细胞，有症状病人见活动毛滴虫，无症状者不常见

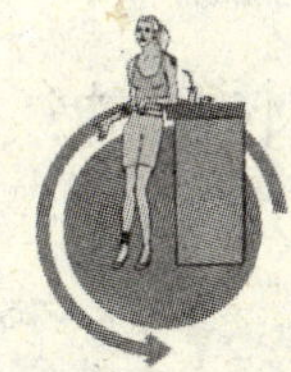

335. 如何治疗细菌性阴道病?

可选用下列药物之一治疗：

(1)甲硝唑(灭滴灵)250～500mg，每日 2 次，连服 7 日，服药内 2 日禁酒，孕妇禁用。

(2)磺甲硝咪唑 1.0g，每日 1 次，连服 10～15 日。

(3)四环素 500mg，每日 4 次，连服 7 日。

(4)氯林可霉素 300mg，每日 2 次，连服 7 日。

(5)阿莫西林(氨苄青霉素)0.5g，每日 4 次，共 7 天。

同时可用 1%乳酸或醋酸溶液作阴道冲洗，以恢复正常生理环境，抑制细菌生长。使用乳酸杆菌制剂用于阴道冲洗和制成栓剂置于阴道内。

(郑和义)

(二)阴道毛滴虫病

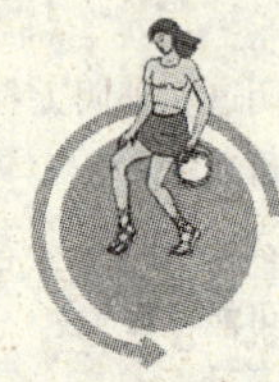

336. 什么是阴道毛滴虫病?

阴道毛滴虫病是由阴道毛滴虫引起的一种较常见的性传播性疾病，可引起女性的阴道炎及男性的尿道炎。

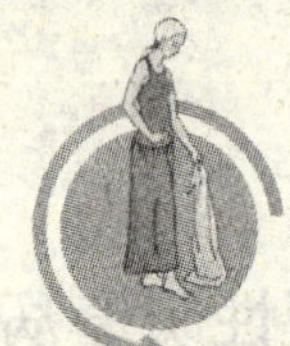

337. 滴虫病是如何传播的?

阴道毛滴虫病主要通过性接触传播，男性尿道的滴虫感染可有自限性，而且多无症状，但男性无症状尿道滴虫感染可作为传染源而传染给女性性伴。非性传播主要是围生期母婴垂直传播，患病孕妇生产的女婴约有 5%受到感染，但此感染可随时间而自然消退；阴道毛滴虫病的非性传播途径尚未得到证实。

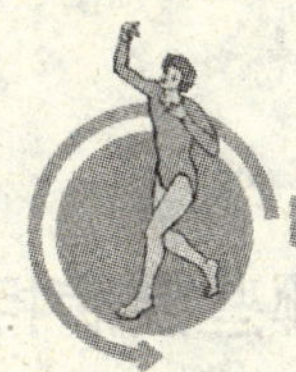

338. 女性阴道滴虫病有什么临床表现?

女性感染滴虫后可有1~4周左右的潜伏期，轻者只有少量的阴道分泌物，症状严重者可出现大量稀薄有臭味的黄白或黄绿色的泡沫状分泌物，同时伴有阴部的灼痛或瘙痒感，女性患者还可表现有尿道炎、膀胱炎甚至上行感染导致肾盂炎。

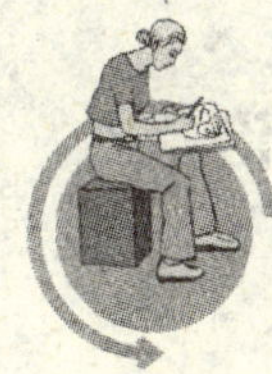

339. 男性滴虫病有哪些表现?

男性感染多数无临床症状，也可有一过性轻微的尿道炎，表现为晨起尿道口有少量分泌物，间断的尿道刺激症状，少数患者有较多的脓性分泌物。

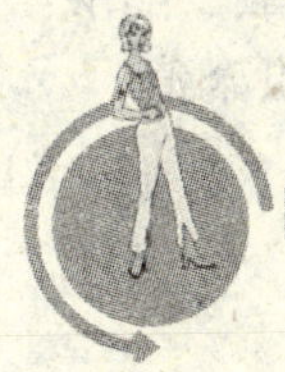

340. 如何诊断患了阴道毛滴虫病?

在女性阴道的后穹隆取分泌物生理盐水涂片后显微镜直接镜检，如看到有活动的滴虫则可确诊；男性可取尿道口分泌物或尿液标本离心后做尿沉渣镜检。

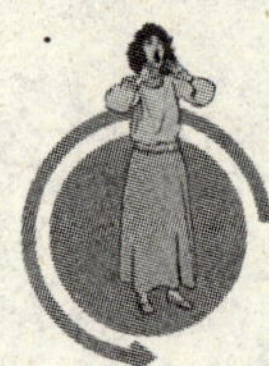

341. 滴虫病需与哪些疾病相鉴别?

要与生殖器念珠菌感染、细菌性阴道病及非淋菌性阴道炎等相鉴别，取分泌物在显微镜下直接镜检查到相应的病原体而鉴别。

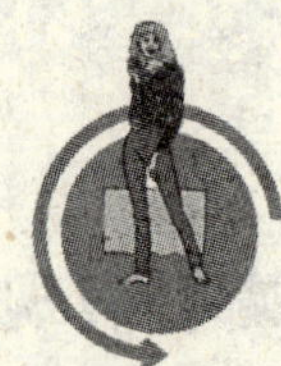

342. 滴虫病该如何治疗?

治疗要全身用药结合局部用药。①全身用药：首选甲硝唑(灭滴灵)：成人为 200mg， 每日 3 次，7 ~ 10 天；或 2g，1 次服用，严重时可口服的同时配合阴道给药，每晚 200mg。替硝唑、甲硝唑有致畸的可能性，怀孕 3 个月以内的孕妇禁用；②局部用药：0.5% ~ 1.0% 乳酸、醋酸溶液做阴道灌洗，以恢复阴道的正常酸度，抑制滴虫繁殖。

(孙秋宁)

（三）生殖器念珠菌病

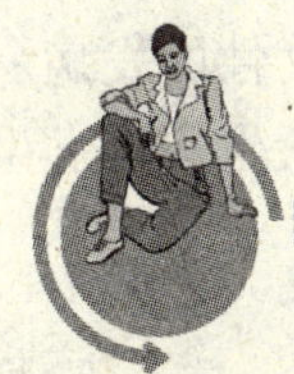

343. 什么是生殖器念珠菌病?

生殖器念珠菌病是由念珠菌(主要是白念珠菌)感染生殖器所致，女性主要表现为外阴阴道炎，男性为龟头炎，较少为尿道炎。近年来随着抗生素及皮质类固醇激素的广泛应用，生殖器念珠菌感染有所增加。

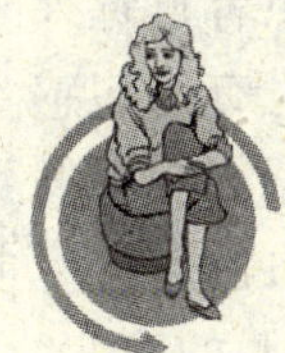

344. 念珠菌可存在于哪些部位?

念珠菌广泛存在于自然界，在蔬菜、水果及土壤中都可存在，还可存在于健康人的皮肤、阴道、口腔和消化道等部位，约有 20% 的健康妇女可以没有任何症状而阴道内带有念珠菌，当机体抵抗力降低或阴道内环境改变时，念珠菌可大量繁殖产生病变，所以说念珠菌是一种条件致病菌。

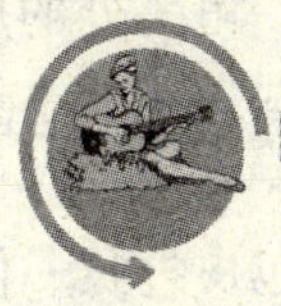

345. 念珠菌病是如何传染的?

念珠菌感染一般可通过以下方式传染：①通过性接触传

染，尤其是男性的念珠菌龟头炎大多数是通过性接触而传染。男性生殖器可以有暂时的念珠菌感染，但无明显的症状及体征，而可以传染给他的女性性伴，引起女性的发病。另外，如临产期孕妇感染了阴道念珠菌病，其新生儿可发生口腔或阴道念珠菌病。

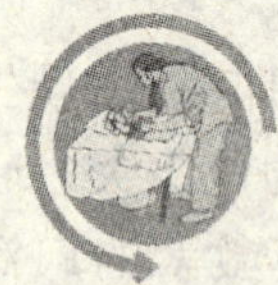

346. 女性念珠菌感染可有哪些表现？

女性的外阴阴道念珠菌感染的表现是：患者自觉外阴处的皮肤及黏膜瘙痒，阴道分泌物增多，排尿时有灼痛感。检查时可发现：外阴有红肿甚至糜烂；阴道分泌物黏稠像豆腐渣样，阴道壁上可覆盖有不易脱落的白膜或白色斑点。也有些较轻的患者只有阴道症状而无外阴皮肤、黏膜的改变。

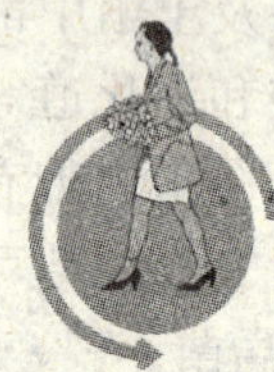

347. 男性念珠菌感染的表现如何？

在男性，念珠菌感染一般表现为龟头炎：龟头处的皮肤可出现轻度的潮红、光滑、干燥，还可有一些散在的小红丘疹，包皮内及冠状沟处可有白色奶酪样斑片。有时男性可有一过性的尿道炎，但不常见，多发生于那些包皮过长、使用过大剂量抗生素的患者。

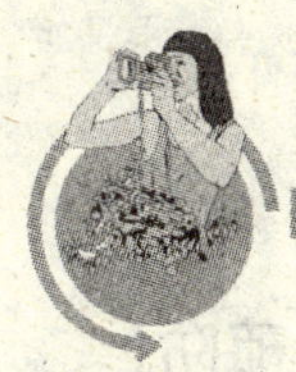

348. 女性外阴阴道炎能够复发吗?

有些患外阴阴道炎的女性患者，念珠菌感染可反复发作，尤其是在经前期及机体抵抗力下降，例如，妊娠、糖尿病患者、服用避孕药、激素或抗菌素等，使阴道菌群发生改变而容易继发念珠菌的感染。但有少数患者，在没有明显诱因的情况下，也经常有念珠菌感染的反复发作。

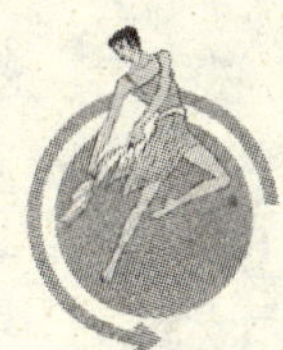

349. 念珠菌病如何诊断?

女性患者应用消毒的棉试子取阴道的豆腐渣样的分泌物，男性患者取龟头红斑、丘疹处的皮屑，加盐水或 10% 的氢氧化钾溶解标本后显微镜下检查，如看到有菌丝结构即可诊断。

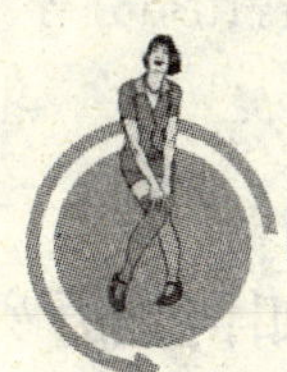

350. 念珠菌病需与哪些疾病鉴别?

女性患者需要与阴道毛滴虫病或和细菌性阴道炎相鉴别，阴道念珠菌病及阴道毛滴虫病均有明显的瘙痒，而细菌性阴道病瘙痒不明显，但最终的鉴别要靠分泌物的病原体检查，即镜检和培养的结果。

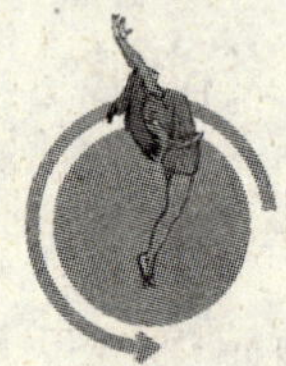

351. 念珠菌病如何预防？

应尽可能避免及去除易感因素，不穿紧身不透气的内衣裤；夫妻如有一方，尤其是男性发现有感染或带菌状态时，要同时检查治疗，患病及治疗期间禁止性生活，尽量不使用公共浴盆、浴巾等。

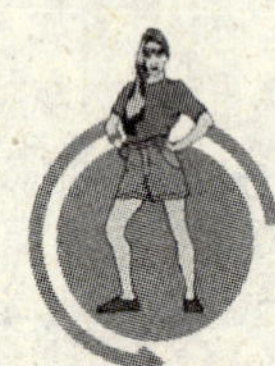

352. 念珠菌病如何治疗？

女性可用含抗真菌药物的栓剂，例如，克霉唑、咪康唑(达克宁)等，每晚 1 次地塞入阴道深处，或制霉菌素栓剂，早晚各用一个，塞入阴道，共 2 周。如外用药治疗效果不好，可口服系统性抗真菌药物：氟康唑、伊曲康唑、特比萘芬等。

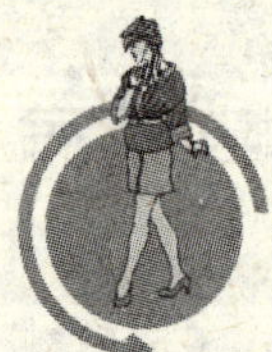

353. 男性念珠菌病如何治疗？

可外用抗真菌药物霜剂，共用 14 天，如疗效不好或伴有念珠菌性尿道炎者，可口服抗真菌药物。

（孙秋宁）

（四）虱　病

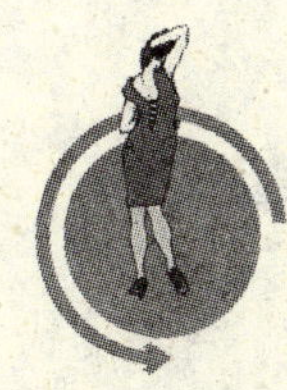

354. 什么是虱，虱分几种？

虱是永久性体外寄生虫，吸吮人血维持生活，吸血后呈红色，平时为灰色，肉眼可见。根据寄生部位及形态的不同，分头虱、衣虱和阴虱。

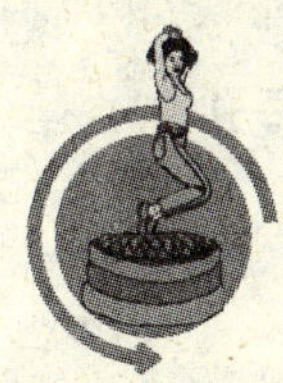

355. 什么是虱病，虱病分几种？

虱病是寄生在人体的虱叮咬皮肤、吸血后引起的瘙痒性皮肤病。根据寄生的虱的种类及部位，可分为头虱病、衣虱病、阴虱病。需与性传播疾病相区别的是阴虱病。

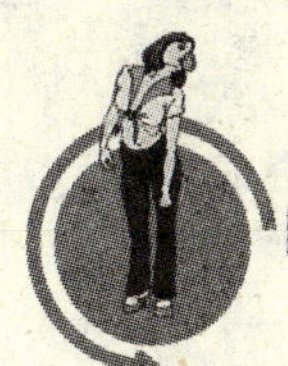

356. 阴虱病是性病吗？它的传播方式有哪些？

阴虱病是由阴虱寄生于阴部及肛门周围体毛上而表现的

一种皮肤病，属于性病的一种。它主要通过性接触传染，是一种广义的性病。也有经马桶坐垫、床垫、患者的衣物、患者脱落的有虫卵寄生的体毛等途径传播的。

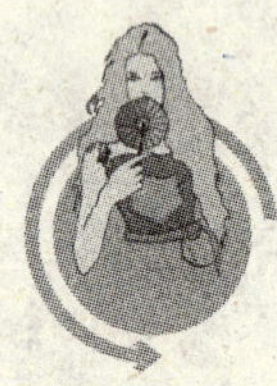

357. 阴虱生长在哪些地方？

阴虱主要寄生于阴毛，即耻骨联合处(下腹部下方)、外生殖器及肛周等处的毛发上。

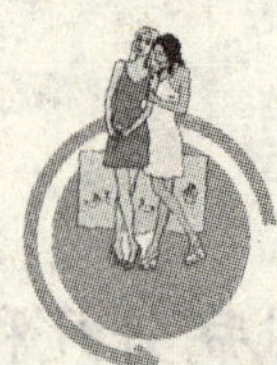

358. 阴虱病有哪些表现？

主要表现如下：①阴毛及附近部位皮肤瘙痒；②会阴及肛周皮肤可见抓痕、血痂、皮疹；③阴毛上可见铁锈色小粒状虫卵，毛根部常可发现活动的阴虱成虫；④下腹部及会阴部偶可见青色或灰色斑；⑤可继发湿疹或毛囊炎。

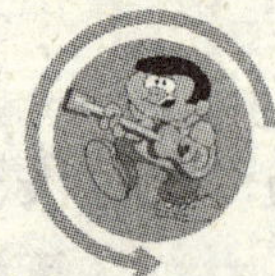

359. 阴虱病应怎样治疗？

主要治疗如下：①剃掉阴毛并烧掉；②同时外用 50% 百

部酊或10%升汞酯，或25%苯甲酸苄酯，或10%硫磺软膏，或丁香罗勒软膏；③消毒内衣裤、床单、被罩；④性伴、患者家属同时检查、治疗；⑤如不剃毛，则需使用既能杀死阴虱成虫又能杀死虫卵的杀虫剂，国外常用的为含有0.3%除虫菊酯和3%胡椒基丁醚，一般需用7~10天。

360. 如何预防阴虱?

预防措施如下：①注意清洁卫生，勤洗澡换衣；经常出差者更应注意个人卫生，选择卫生条件好的住宿场所；②发现阴虱病及时治疗，并煮烫内衣裤及床单、被罩，不能煮烫的可用杀虫剂或消毒剂处理；③密切接触者应及时检查、治疗；避免进一步传播；④普及性病知识，避免婚外性接触。

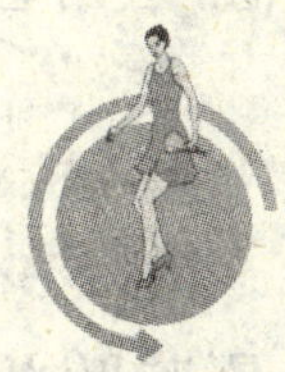

361. 使用患者的衣服、被褥会被传染吗?

因患者使用过的衣服、被褥可能有患者脱落的带有虫卵的毛发，因此有可能被传染。

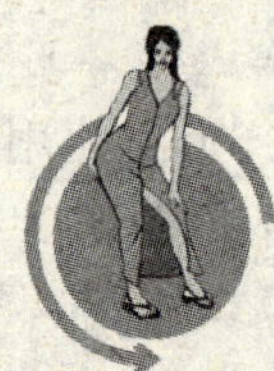

362. 阴虱应与哪些病鉴别？

此病需与以下疾病鉴别：①疥疮，此病除有阴部症状外，手指缝间有特征性皮疹，且躯干、四肢均可有皮疹。通过化验，显微镜下可见不同的寄生虫；②会阴部湿疹或瘙痒症，此病常反复发作，经久不愈；通过化验检查可区别。

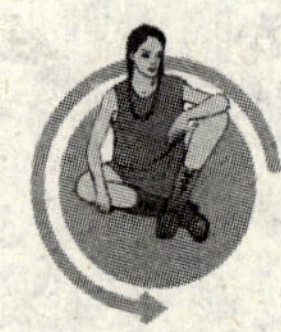

363. 使用公共厕所、浴池会传染阴虱吗？

一般情况不会传染，但卫生条件较差的公共厕所的马桶坐垫有可能成为传播媒介，另外使用公共浴池的公用毛巾、衣物也有可能被传染。

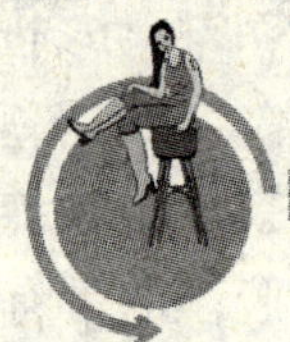

364. 孕妇患阴虱会影响胎儿和生产吗？

孕妇患病不会影响胎儿，但治疗时应注意避免使用毒性大的药物。此病可以治愈，及时治疗不影响生产。但如不及时治疗，出现继发感染等并发症时，有可能影响胎儿。

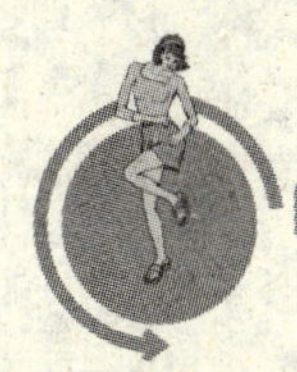

365. 患阴虱期间可以怀孕吗?

此病可以完全治愈。只要及时就医，并遵医生要求治疗，不需要很长时间。因此不必着急患病期间怀孕，最好待阴虱病痊愈后再怀孕。

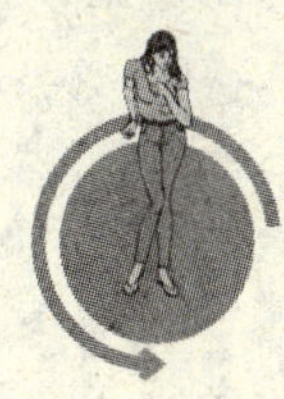

366. 配偶患病，另一方应注意些什么?应如何对待及配合治疗?

(1)及时到医院检查是否被感染，以便及时治疗。

(2)暂时分居，以避免相互传染，不利于治疗。

(3)督促病人按照医生嘱咐按时正确治疗。

(4)注意个人卫生，配合医生从双方寻找原因，以防再次感染。

(5)此病虽主要经性接触传播，但与经典的性病不同，还有其他多种传播途径。

(李红春)

（五）传染性软疣

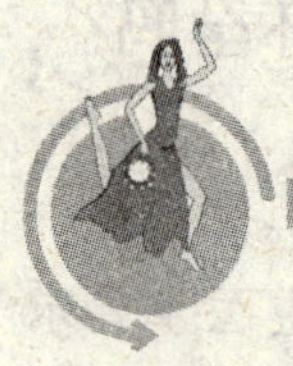

367. 什么是传染性软疣，此病是性病吗？

传染性软疣是因皮肤感染传染性软疣病毒后发生的一种特殊的皮肤损害。俗称“水猴子”。多发生于少年儿童，目前成人，尤其是女性也常有发病。

本病可经性接触传播，但不属于性病。

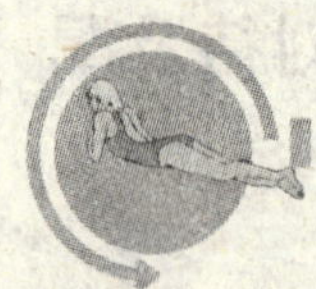

368. 传染性软疣是怎样传染的？日常接触会传染吗？

本病通过直接接触传染，也能自体接种，常在公共浴池或游泳池被传染。近来通过临床观察，发现此病的感染和传播与老百姓洗澡常用的搓澡巾有密切关系。

一般的日常接触，如吃饭、握手等非密切接触不会被传染。

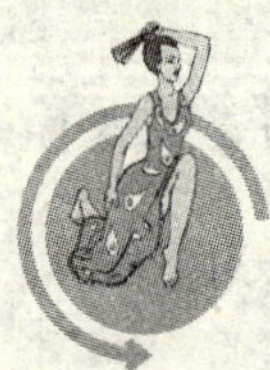

369. 传染性软疣病毒及传染性软疣皮损有什么特点？

传染性软疣病毒属痘类病毒，普通显微镜下有时可见，在组织培养中不生长。

传染性软疣皮损特点如下：①米粒至绿豆大小半球形丘疹；②皮疹中央微凹如脐窝；③表面有蜡样光泽，呈灰白或珍珠色；④顶端挑破可挤出白色乳酪样物质，称为“软疣小体”；⑤皮损可见于身体任何部位；⑥常有瘙痒感。

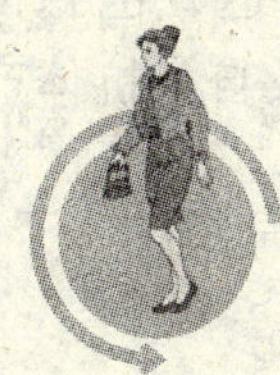

370. 什么是角化性传染性软疣？

因传染性软疣的软疣小体不断增生，出现表皮角化，逐渐长大，像小的皮角，即称为角化性传染性软疣。此种损害多为单发，不易正确诊断，常被误诊为皮角、皮肤囊肿及其他肿瘤，应引起注意。

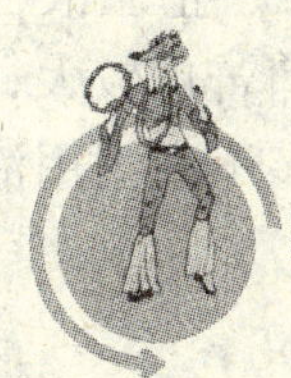

371. 传染性软疣易长在哪些部位？

传染性软疣可发生在身体任何部位，绝大多数发生于躯干，依次为颈面、四肢、阴囊，个别也见于口唇等黏膜部位。

372. 传染性软疣能自愈吗？

传染性软疣一般经6～9个月即可自行消退，也有持续3～4年者。这决定于自身抗体产生与否，以及自身抗体产生的早晚，抗体产生愈早，皮损消退愈早。

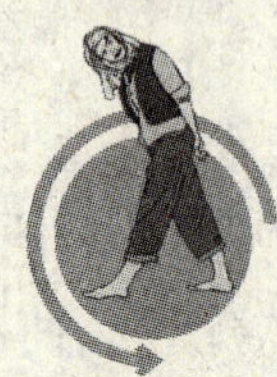

373. 传染性软疣需怎样治疗？

传染性软疣治疗上最好用刮疣器将软疣小体刮出；也有用镊子夹除；针头挑除等；然后用碘酒消毒、止血液擦涂止血或压迫止血。但后两种方法效果稍差，痛苦也较大，且容易有后遗症，如感染、残留软疣小体等。多不主张用液氮冷冻。

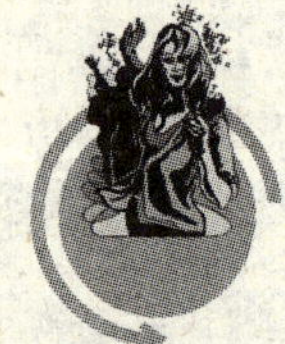

374. 传染性软疣治疗愈后会留瘢痕吗？

因本病的病变部位主要在表皮，仅由表皮的高度增生而伸入真皮，基底细胞不被破坏，在软疣小体被去除后，则解除对真皮组织的压迫，而表皮可很快愈合，不留瘢痕。巨大型或合并感染者愈后可留浅疤痕及暂时性色素沉着。

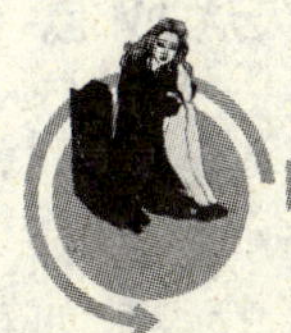

375. 传染性软疣治好后会复发吗？

当感染传染性软疣病毒后，病人血清中可逐渐产生抗体，有部分病人经数月或数年可自愈。但抗体的免疫作用尚不明确，是否可达永久免疫力，尚不确定，因此不能完全肯定治好后不再复发。

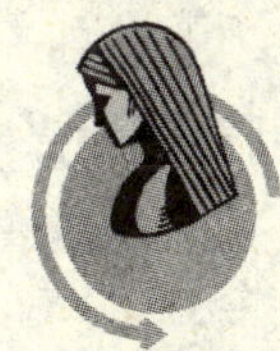

376. 为什么传染性软疣会泛发全身且易误诊？

本病一般情况下散在、局限发病，很少大面积泛发。泛发者多因自身免疫功能低下，或应用大剂量激素、免疫抑制剂，或先天过敏素质。此种情况下感染传染性软疣病毒后即可造成全身泛发。

当皮损泛发时，往往失去本病的特征性表现，尤其过敏体质者，软疣皮损及其周围皮肤常表现为急性非特异性炎症表现，从而导致临床诊断困难。常被误诊为痤疮、毛囊炎、皮炎、湿疹等。

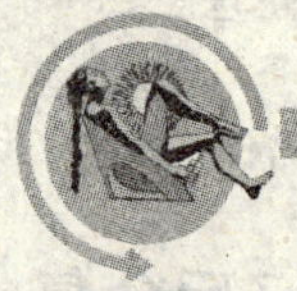

377. 泛发性传染性软疣应怎样治疗?

因泛发的患者多伴发其他疾病，应同时治疗。比如对于免疫功能低下者，除皮损局部治疗外，应同时给予干扰素等肌肉注射，以刺激机体增强免疫功能。对于先天过敏体质者，需先给予抗组胺药物及对症治疗，待非特异性炎症反应消退后再进行局部刮疣治疗。

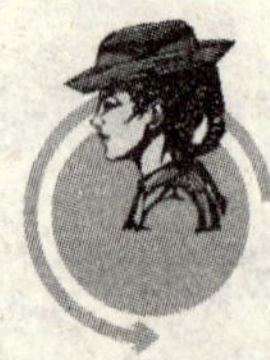

378. 哪些人易患传染性软疣?

任何人均可感染此病，多见于少年儿童，现成年女性也较多见。经临床观察，发现常用洗澡巾者更加易感。

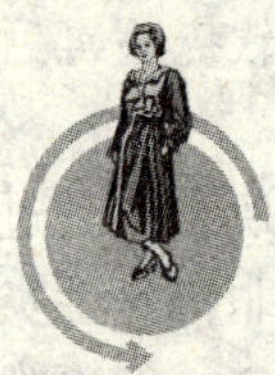

379. 孕妇患病会影响胎儿吗?

孕妇患病不会影响胎儿，但产后因母婴密切接触，极易传染给婴儿，因此仍应及时治疗。

（李红春）

（六）疥　疮

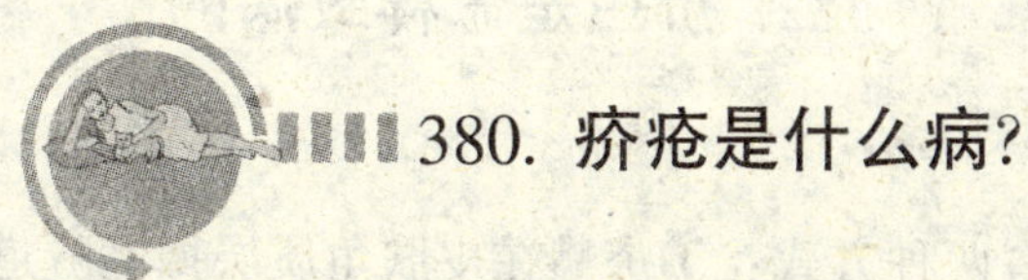

380. 疥疮是什么病？

疥疮是由疥螨寄生在宿主皮肤表皮层内引起的慢性传染性皮肤病。寄生于人体皮肤的是人型疥螨；另外还有动物疥螨，多寄生于多种哺乳动物身上，偶可传染给人，但危害不大。

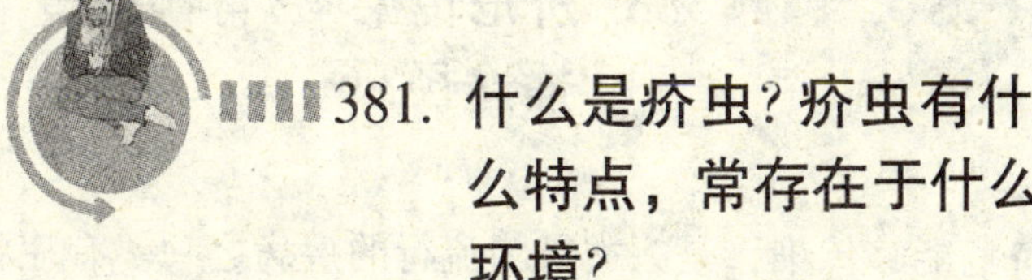

381. 什么是疥虫？疥虫有什么特点，常存在于什么环境？

疥虫是疥疮的致病源。疥虫是属于蛛形纲、螨目的一种昆虫，肉眼几乎看不见，放大镜可见。分为人型疥螨及动物疥螨两类，人型疥螨为透明乳白色，近圆形，背部为半球形，前端有钳形螯肢，足 4 对。

疥螨生活史分卵、幼虫、若虫、成虫 4 期。一般在宿主表皮上或表皮内完成整个过程。疥螨一般寄生于宿主，但离开宿主后，可以在各种物质表面如沙发、地板、衣被、马桶坐垫等上生存 3 天。

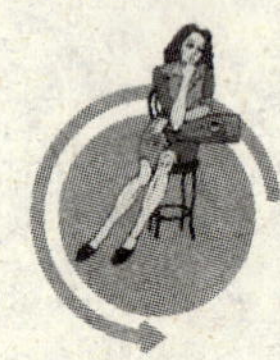

382. 疥虫是怎样致病的?

疥虫致病有两种方式：①疥螨在皮肤角质层掘凿隧道而引起的机械性损伤，如小红疙瘩、小水疱、指间的线形匍行疥；②疥螨分泌的毒素刺激皮肤引起的瘙痒；③疥螨作为异体蛋白，可引起机体的免疫反应，而加重瘙痒。因疥虫夜间活动频繁，所以病人多晚上症状加重。

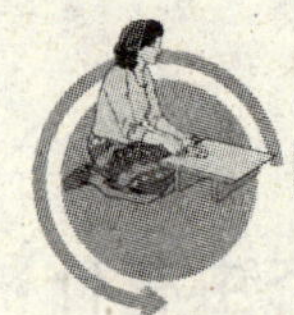

383. 疥疮传染吗?有哪些传播途径?

疥疮能够传染，是人类最为流行的疾病之一。有症状的疥疮患者是主要的传染源，但症状不典型的患者也可引起流行。

疥疮有以下传播途径：①直接接触传播，一般需较长时间接触，如同床共睡、性接触等，尤其夜晚传播机会最大；②间接接触传播，疥螨可在各种物质表面生存 3 天，其中包括沙发、椅子、地板、衣物、被褥、马桶坐垫等，这些地方是可能的传染源；③医院内传播，被误诊为皮炎湿疹的患者收住院后可能引起病房内小范围的传播；④动物传播，动物疥螨与人型疥螨寄生的宿主不同，动物疥螨偶可传染给人，一般病期较短，症状不典型，且极少见发生人群间的传播。

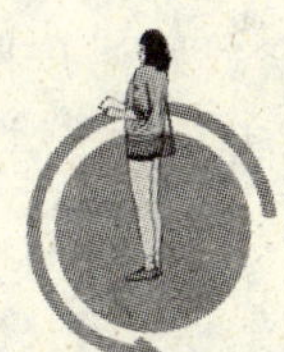

384. 疥疮是性病吗?

因该病可通过性接触传播，故可称为广义的性病，但不是以性接触为最主要传播途径，因此不属于经典的性传播疾病。

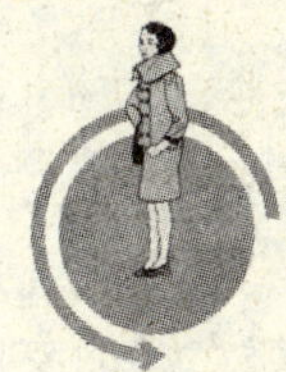

385. 疥疮有哪些表现?怎么知道是否得了疥疮?

疥疮有以下主要表现：①全身剧烈瘙痒，夜间更加严重；②躯干、四肢出现针尖或粟粒大小的红疙瘩或小水疱、脓疱，其中小水疱、小脓疱多见于手指缝及掌腕部；③会阴部，尤其男性的阴囊上常出现硬疙瘩、瘙痒，且不易消退。

如果出现上面提到的一些表现，不一定是全部的，就应尽快到正规医院的皮肤科进行化验检查，家中有相似患者时，也应同时检查，即可以知道是否得了疥疮。千万不可以自行治疗，以免影响检查的准确性。

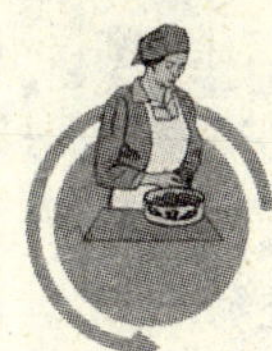

386. 疥疮为什么晚上痒?

这是疥疮的生活习性所决定的。疥虫喜暗怕光，夜间在温暖的被褥内活动较强，同时夜间在宿主皮肤上进行交配，在皮肤内的隧道中产卵，此期间还可分泌毒素，刺激皮肤，同时可引起皮肤的过敏反应，故而晚上痒得厉害。

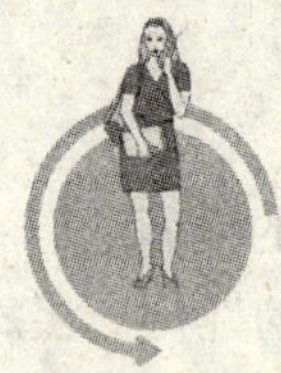

387. 得了疥疮应怎么办?治疗疥疮的正确方法是什么?

首先应到正规医院的皮肤科治疗。

治疗的正确方法是：①使用有效的外用药物杀虫、止痒，如10%硫磺软膏(儿童用5%的)、25%苯甲酸酯乳剂、丁香罗勒乳膏等；②严格遵照医生的嘱托用药；③如家中数人患病或集体住宿者多人患病，则应同时治疗，以免发生反复的交叉感染；④会阴部的硬疙瘩需用一些特殊药物治疗，如氢化可的松二甲基亚砜溶液，或其他类似药物。

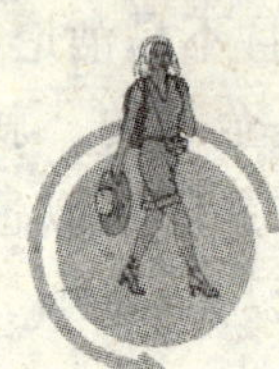

388. 疥疮能完全治好吗?怎样治疗才能又快又彻底?

疥疮可以完全治好。确诊此病后应遵照医生嘱咐正规用药。即治疗三部曲：①治疗前用热水、肥皂洗澡、换衣，同时更换床单、被罩；②全身自颈部以下，先搽皮疹，然后全部皮肤均匀涂搽药物，每天一次或早晚各一次，连续3～4天为一疗程。在治疗的3～4天内，病人不要洗澡，不要更换贴身内衣，以保证药效。如必须洗澡换衣，则应增加涂药次数；③一个疗程结束后，洗澡、换衣，并再次换洗床单、被罩。两周后复查，如果症状没有改善，化验检查仍发现有疥虫，需再重复治疗一个疗程。一般均可痊愈。不可自行长期使用治疗疥疮的外用药，因为这一类药物大多有刺激性，长期使用可引起刺激性皮炎，而使症状加重。

另外，应注意治疗前后换下的衣裤、床单、被罩均应煮沸消毒、曝晒或用消毒液消毒；其次，病人家属或同住者应同时就医，进行检查，与患者同时治疗。

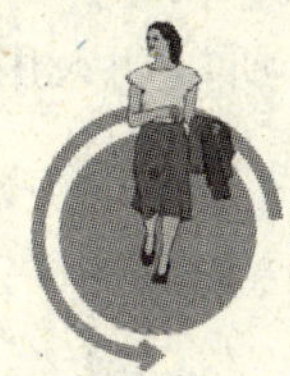

389. 疥疮需要和哪些病鉴别?

疥疮需与以下疾病区别：①寻常痒疹，此病小孩常见，四肢皮疹多且大，一般得病时间长，不会传染；②湿疹，此病皮疹比较多样，没有确切的好发部位，容易反复发作，不传染，少有多人同时发病的情况；③皮肤瘙痒症，此病仅见皮肤干燥，没有皮疹，冬天多见，不传染，很少集体发病。

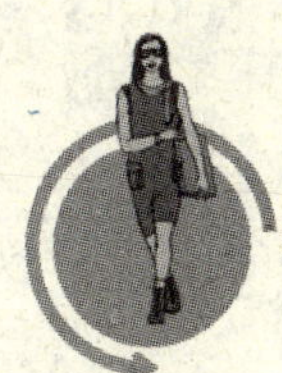

390. 如何预防疥疮?

应注意以下方面：①注意个人卫生，勤洗澡、勤换衣；

②出现症状后，及时就医，尽早确诊，以得到及时治疗；③患病后注意与家人或同住者减少密切接触；④不随便在外住宿；⑤病人用过的衣裤、被褥、床单、被罩要煮沸消毒或曝晒。

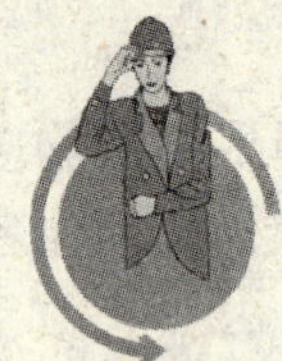

391. 使用病人的衣物、被褥会被传染吗?

因为疥虫离开人体后还能生活两到三天，所以病人用过的衣物、被褥上仍会有活的疥螨，因此使用病人的衣物、被褥有可能被传染。

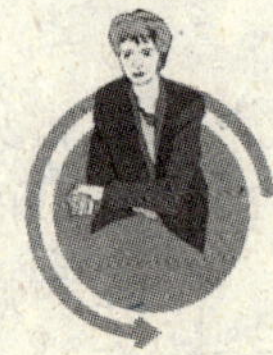

392. 使用公共厕所、浴池会传染疥疮吗?

如公共厕所是蹲式马桶，一般传染机会很小；如果是坐式马桶，因疥螨可以在这些用具上生存2~3天，故疥疮患者使用过的，有一定的传染可能。但由于疥虫喜暗怕光，多夜间活动，刚好在马桶上存留的机会较少。

在公共浴池里，因疥螨在这些用品上均可生存2~3天，若有公共休息的椅子、床或反复使用的浴巾、毛巾等，如未彻底清洗、消毒，则被传染上的可能性很大。

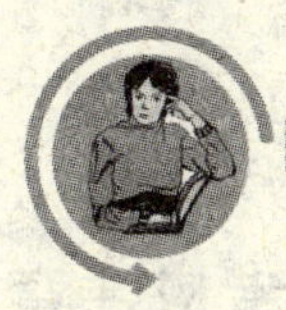

393. 患疥疮能怀孕吗?

虽然未见疥疮影响胎儿的报导，但因疥疮夜间痒剧，影响休息，严重者抓破可继发感染，这都有可能影响胎儿的生长、发育，故建议患疥疮后最好经过正规治疗，彻底治愈后，再考虑怀孕。

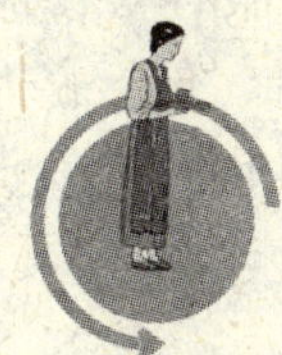

394. 孕妇患疥疮对胎儿有影响吗?

据已知的国内外报道，尚未发现孕妇得了疥疮后对胎儿的生长、发育有严重影响的。疥疮对生产及哺乳会有怎样的影响呢?因疥螨常寄生于腋窝、乳房、下腹部、股内侧、外生殖器等部位，所以对分娩可能会有一定影响，有可能在分娩及哺乳中传染给孩子，因此孕妇患病后更应及时就医，尽快使用正规有效的方法治疗，以尽量缩短病程，减少影响，而且选择外用药物时要慎重，最好用硫磺软膏，其他杀虫药最好少用或不用。

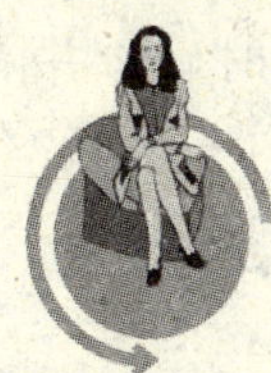

395. 得了疥疮需要吃药吗?

一般疥疮患者不需要口服药物治疗，个别外用药物难治者，可考虑口服药物治疗。

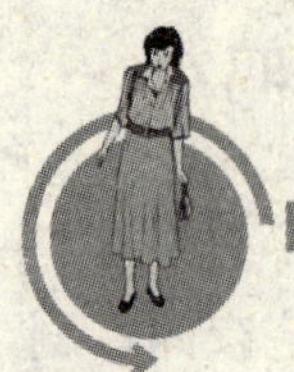

396. 得了疥疮后患者应注意哪些问题？

患疥疮后病人应注意以下问题：①及时到正规医院皮肤科检查、治疗；②注意隔离，尤其与家属或同住者，也尽量避免与其他人密切接触；③患者使用过的衣服、被褥应煮沸、曝晒或消毒水消毒；④应提醒密切接触者，包括家人或同住者及时检查，以便及时治疗，防止病情延误及进一步的传播。

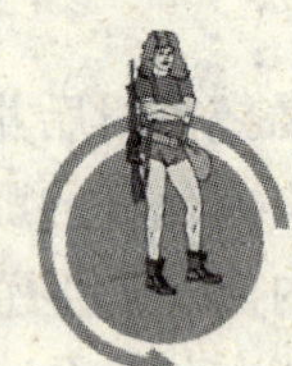

397. 家庭成员患疥疮，家属应注意些什么？

家属应注意以下问题：①及时隔离病人，并监督治疗；②消毒病人使用过的衣服、被褥、用具等；③在患者未治愈前，尽可能减少接触，尤其是密切接触，如同床休息等；④发现有类似病情者，应尽快就医，及时确诊并隔离治疗。

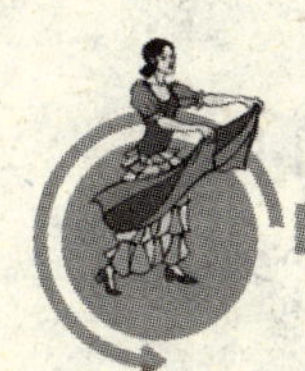

398. 家属应怎样配合病人治疗?

家属应尽量配合病人治疗。首先，家属不应歧视、疏远病人，应帮助病人树立治病信心；其次，注意隔离，帮助病人清洗、消毒使用过的物品；第三，监督病人进行正规治疗，必要时帮助上药，不要怕传染，只要注意方法，一般是不会被传染的；第四，监督病人复查，以达到彻底治愈。

(李红春)

十二、几种应与性病相鉴别的生殖器皮肤黏膜疾病

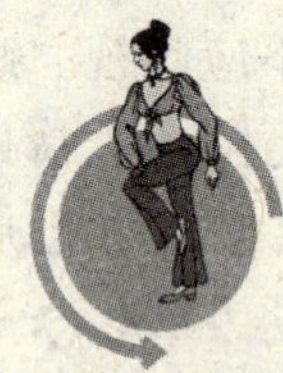

399. 什么是黏膜白斑病？

黏膜白斑病是指发生于口腔和外阴的角化过度、浸润肥厚、增生或萎缩性白斑。其临床特点以发生的时期、部位不同而各异。如发生在口腔黏膜的病变，为白色或乳白色角化过度、浸润肥厚的白斑。日久可形成溃疡。而外阴白斑主要发生于阴蒂、小阴唇和大阴唇的内侧。多为白色、灰蓝色或萎缩性病变。

400. 黏膜白斑是癌前期病变吗？

长期以来有关本病是否癌前期病变认识不一，经长期临床观察发现，多数患者为良性病变，癌前期病变仅占少数，尤其是女阴白斑绝大多数并非癌前期病变。

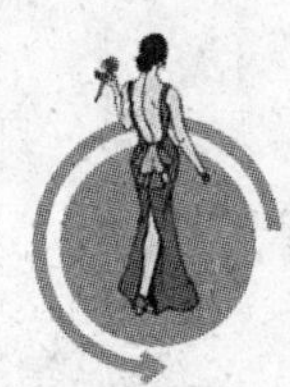

401. 外阴黏膜白斑是性病吗?

不是。本病虽然发生于外阴，在一定时期可以不同程度地影响生理功能，其致病因素非性接触所染。而是由于外阴潮湿、温度高等特殊环境及物理刺激所致。有人试验将女阴白斑手术切除，将股部皮肤移植于该处，观察发现移植到外阴的正常皮肤逐渐发生类似病变。反之、将外阴白斑皮肤移植于股部，则见其逐渐恢复正常。足以证明局部的特殊环境是致病的重要因素。

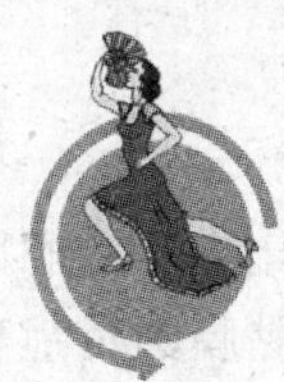

402. 黏膜白斑病需手术治疗吗?

由于以前对本病认识不足，大多顾虑癌变，对其“谈虎色变”，而多建议及早手术切除。目前尽管各家报告不一，但多数认为手术并不能从根本上解决问题，反而可给病人带来更大痛苦，故目前新的认识不主张早期手术治疗。

403. 患了黏膜白斑病怎么办?

由于对本病的认识更新，原则是既不要紧张，恐惧癌变；也不要麻痹大意，尽管它的癌变率较低，但毕竟还是有一部分人终将发展成鳞癌。因此建议病人要定期到条件好的医院检查。做到早发现早治疗，防患于未然。

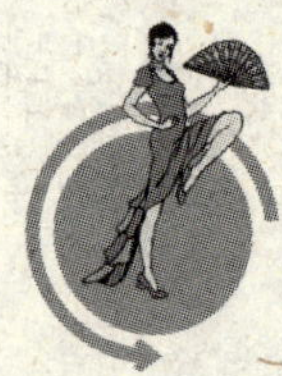

404. 什么是龟头炎?

龟头炎是指细菌、病毒、寄生虫、物理、化学等致病因素所引起的龟头黏膜炎症。也可同时引致包皮黏膜的炎症称包皮炎。龟头包皮的黏膜同时发生炎症即为龟头包皮炎。

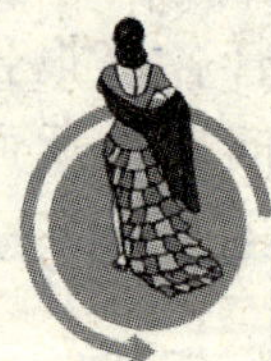

405. 龟头炎在临床上的分类和特点有哪些?

①急性浅表性龟头炎：为局部红斑水肿、糜烂、渗出和出血；②环状溃烂性龟头炎：为龟头包皮环状红斑，继而形成溃疡；③念珠菌性龟头炎：为表面光滑的红斑、水肿、边

缘轻度脱屑，有卫星状分布的丘疱疹和小脓疱。皮损镜检和培养可找到念珠菌；④浆细胞性龟头炎：多见于中年，为单个、多发的经久不愈的斑块，红斑浸润明显；⑤阿米巴性龟头炎：为浸润、糜烂、溃疡、组织坏死涂片可找到阿米巴原虫；⑥云母状和角化性假上皮瘤性龟头炎：为浸润肥厚、角化过度并有云母状痂皮，呈银白色；⑦滴虫性龟头炎：为丘疹、红斑、水疱及糜烂，分泌物中可找到滴虫；⑧疥疮性龟头炎：为丘疹、丘疱疹、结节，皮损处可找到疥虫。

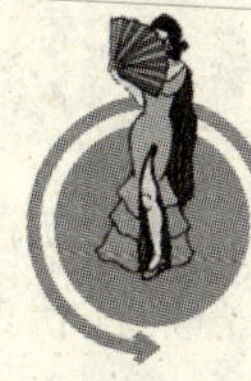

406. 患了龟头炎怎么办?

患了龟头炎一定要到条件好的医院就诊，进行必要的检查，及早明确诊断，及时予以有针对性的治疗。如包皮过长引起的炎症要积极抗炎治疗，待炎症控制后再行包皮环切，同时要注意保持个人及局部卫生清洁，避免刺激，视病情予以湿敷、消炎及收敛药剂。有全身症状者可全身应用抗生素。

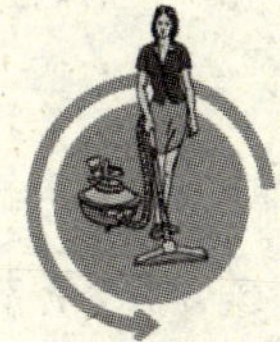

407. 什么是股癣，股癣是性病吗?

股癣是由致病性真菌侵犯阴股部皮肤，引致环状或半环状皮损即称为股癣。也是人们常说的“骑马癣”。实际上是体癣的一种。

股癣不是性病。它是由致病性真菌感染特殊环境或条件下的皮肤后而致，不属于性病范畴；但密切接触使真菌感染的机会增多。患有股癣的病人要积极治疗，并尽量避免性接触。

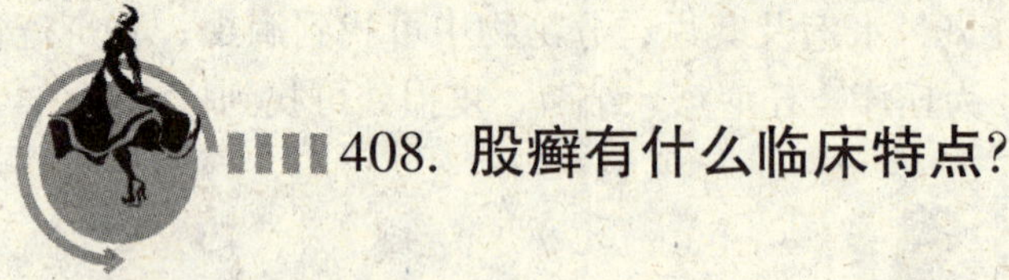

408. 股癣有什么临床特点?

该病多发于阴囊对侧的股根部皮肤，单或双侧，初起为小片红斑、被覆细屑，逐渐向周围蔓延，典型者呈环状或半环状，境界清楚，其上有丘疹、水疱、结痂，中心可自愈，呈正常肤色、淡棕色或暗红色。日久者则局部皮肤发生浸润增厚呈苔藓化，伴有痒感。重者可扩展至会阴、肛周等。单发在臀部者为臀癣。

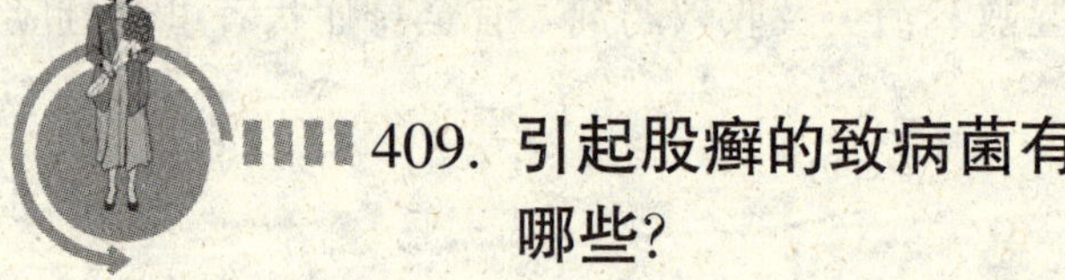

409. 引起股癣的致病菌有哪些?

综合国内资料，主要是由红色毛癣菌(占 65.7%)、石膏样毛癣菌(占 16.8%)及絮状表皮癣菌(占 6.8%)引起。此外还有断发毛癣菌，铁锈色小孢子菌，玫瑰色毛癣菌，疣状毛癣菌，羊毛状小孢子菌等。可因地区不同而致病菌有所不同。

410. 股癣是怎样发生的?

因为阴、股部皮肤嫩薄、多汗、潮湿，加之内裤过紧时，使局部皮肤受压，血循环障碍，抵抗力降低，一旦卫生条件不好，则易招致真菌侵袭而患本病。临床上男多于女。体胖者及司机更易罹患此病。

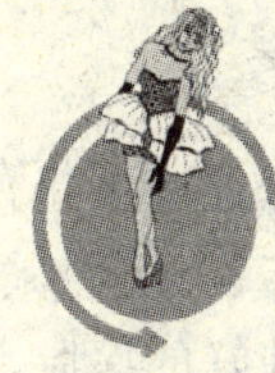

411. 治疗股癣的常用药物有哪些?

股癣属浅表真菌感染，治疗以外用药物为主。目前，临床应用的抗真菌药较多，一般用 1% ~2% 克霉唑，1% 益康唑。低浓度的复方水杨酸制剂仍为有效廉价的常用药物。有报告益康唑治愈率达 97%。全身治疗有伊曲康唑、疗霉舒、三维康等，均可治愈本病。但考虑到其副作用较大、价格昂贵，停药后又可复发，故不主张常规选用。

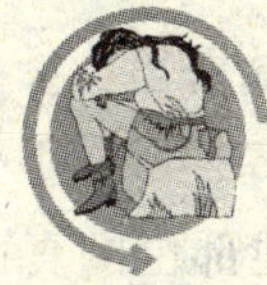

412. 治疗股癣为什么不能用激素软膏?

由于局部使用皮质类固醇激素软膏后，皮肤的免疫功能受到抑制，抗病能力低下；同时可引起表皮代谢减慢，角质脱落延缓，这些衰败而未及时脱落的组织细胞则成了真菌良好的“培养基”，使本来滞留于表皮的真菌得此环境即大量生长繁殖。临床上常见使用肤氢松、皮炎平后造成初用尚感有效，继而越用皮损越大，即为该类药膏的错误使用所造成。

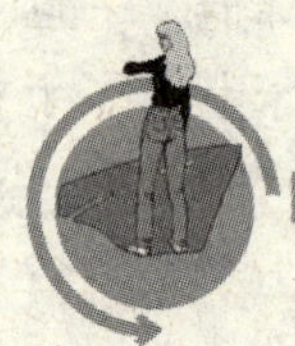

413. 使用激素软膏后股癣加重怎么办？

由于激素软膏的错误使用，而引起股癣患处皮肤迅速向急性炎症状态发展；局部出现红肿、痒、丘疹、丘疱疹、水疱或脓疱，甚者糜烂、渗出等。此时应到条件好的医院，明确诊断，停用激素类软膏，首先予以安抚收敛剂及对症治疗，待急性炎症消退后再给予抗真菌药物。

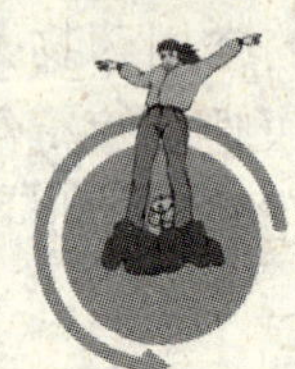

414. 股癣能预防吗？

根据阴股部的生理及真菌致病的特点；预防股癣应该做到如下方面：①着内裤要尽量宽松，保持局部干燥，讲究个人及局部卫生；②积极治疗足癣、甲癣及身体其他部位的真菌病灶，治疗要彻底，时间要够长；③有足癣患者的家庭，除了病人积极治疗外，应该将洗脚盆、擦澡巾等分开，不能混用。

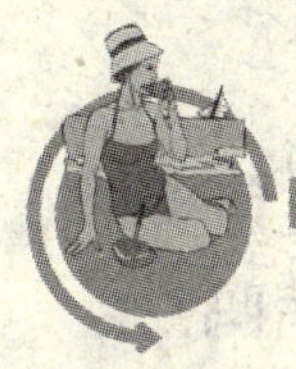

415. 什么是干燥闭塞性龟头炎，这种病是性病吗？

该病是多种原因所致的慢性龟头炎，长期不愈，不断发展成为阴茎干枯或称硬化萎缩性苔藓。

本病不是性病。它虽然发生在外阴生殖器，但它的发病并非性接触感染所致，由于病变使龟头发生干枯而不同程度地影响性生活，会给病人带来难言之苦。

416. 干燥闭塞性龟头炎有哪些临床表现？

早期为慢性龟头炎，皮肤呈棕红色、浸润、肥厚、脱屑以后患处出现象牙色白斑。组织萎缩纤维化引起尿道狭窄、包皮粘连或萎缩，严重时引起排尿困难及性功能障碍。

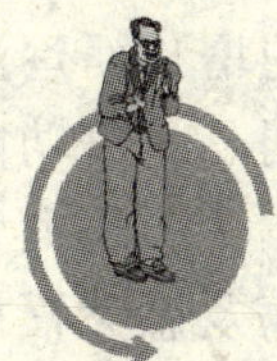

417. 干燥闭塞性龟头炎引起尿道狭窄怎么办？

首先要去除病因。在条件好的医院由专科医师进行包皮松解或尿道扩张术。

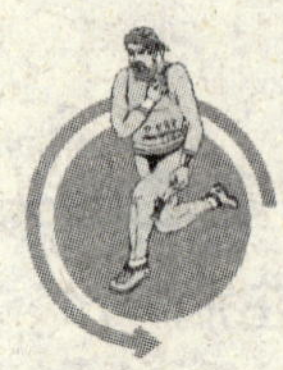

418. 什么是坏疽性龟头炎，这种病是性病吗？

坏疽性龟头炎又称崩溃性龟头炎，由多种原因造成的急性或慢性破坏性溃疡性病变。病初始于龟头包皮，逐渐向阴茎扩散，引起附近淋巴结肿大，严重时阴茎溃疡、坏死和脱落。

坏疽性龟头炎不是性病。本病是由于诸多原因造成的局部血液循环障碍，加之继发性感染而引起的龟头病变。虽然不是性接触染病，但因龟头或阴茎的病变，可严重影响病人的性生活，因此要早期发现、早期诊断、早期治疗。

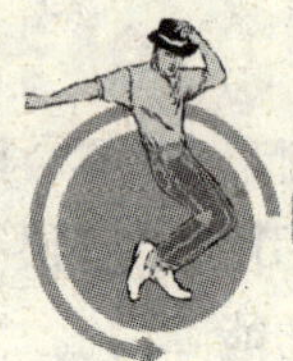

419. 为什么老年人易患坏疽性龟头炎？

由于机体的免疫、代谢能力随着年龄的增长而逐渐降低。老年人表现更突出。尤其是在年老体弱、免疫功能缺陷、糖尿病病人更易造成全身及局部血循环、代谢障碍，加之坐卧时间长，局部组织缺血、坏死、溃疡及感染罹患本病，因此老年人多发。

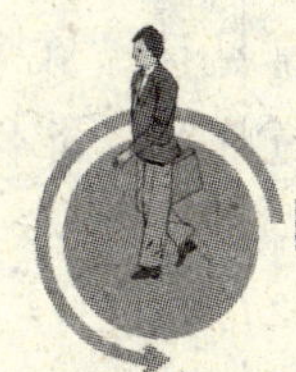

420. 患了坏疽性龟头炎怎么办?

该病是多种原因引起的疾患，预后不良。一旦怀疑患本病时，病人即应到条件好的医院进一步明确诊断，尽量找到病因。有针对性地对症治疗，才能收到较好的效果，切不可“病急”乱投医，延误诊断及治疗。

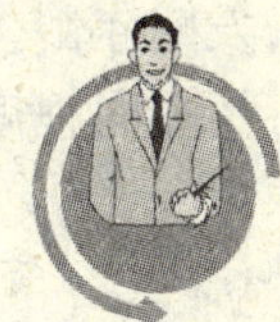

421. 坏疽性龟头炎保守治疗失败后怎么办?

早期的诊断及有效的治疗可以及时地控制和稳定病情或使病变逆转。但终有少数病人因初期重视不够，只注重局部治疗，而忽视了全身治疗，延误了早期诊治的时机，使保守治疗失败。此时即应到条件好的医院采取手术治疗，以防病情进一步发展。

422. 什么是珍珠状阴茎丘疹病，这种病是性病吗?

多数认为本病可能是生理发育上的变异。无生理功能障碍。

珍珠状阴茎丘疹病不是性病。这是一种常见且被许多人关心的疾病。常常在不知不觉中发现，无自觉症状，非性接触患病，部分病人随着年龄增长而消退。

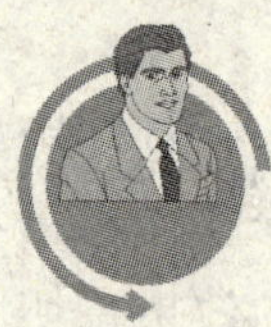

423. 正常人患珍珠状阴茎丘疹病的有多少？

本病因无自觉症状，多被忽视，或因不洁性交后怀疑染有性病而被发现，前来就诊。该病预后良好，发病年龄多在20～40岁间。有人调查约有10%的正常人阴茎不同程度地患有此病。

424. 珍珠状阴茎丘疹多发于哪些部位？

该病的丘疹多数发生在冠状沟的背侧，其次是两侧，也有一部分发生在系带及龟头上。

多于冠状沟处呈珍珠状、圆锥状、球状或不规则状白色、黄色或红色的半透明丘疹。单个丘疹1～3毫米，小者如针尖、粟粒。常沿冠状沟呈环状排列。孤立不融合，质较硬实，无压痛，也不破溃。日久也无明显长大。

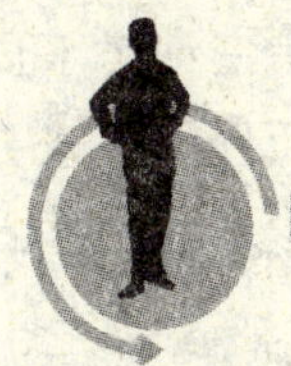

425. 珍珠状阴茎丘疹病应与哪些疾病鉴别？

根据本病的发病部位及皮损特点一般诊断不难。但有些单发或不规则皮损应与尖锐湿疣及异位性皮脂腺病相鉴别。

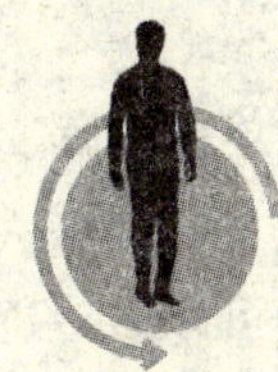

426. 珍珠状阴茎丘疹病与尖锐湿疣怎样区别？

本病皮损多呈珍珠状，为白色、黄色或红色的半透明丘疹，沿冠状沟排列一至数行，丘疹硬实，不易破溃出血。醋白试验阴性。而尖锐湿疣可以发生于生殖器的任何部位，皮损初起细小淡红色丘疹，渐长大、增多、融合，表面凸凹不平，湿润柔软呈乳头样、蕈样或菜花样突起、根部有蒂，呈红或污灰色。大多有不洁性交史。醋白试验阳性。

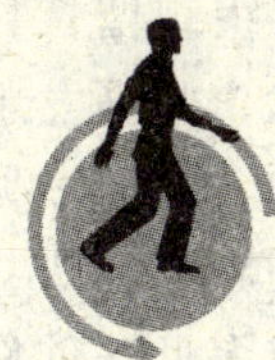

427. 珍珠状阴茎丘疹病与尖锐湿疣临床难以鉴别时怎么办？

在单发或皮损不规则，临床上难以明确诊断时，可以采用组织学检查或分子生物学检查，取标本做 HPV－6，11，16，18－PCR 检查。由于尖锐湿疣所感染的病毒种类不同而呈现不同的阳性结果。该项检查除了明确诊断外，可以分出感染病毒的种类及有无癌变之可能性。而在珍珠状阴茎丘疹病，则该试验呈阴性反应。

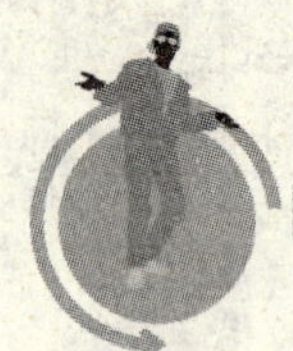

428. 珍珠状阴茎丘疹病需要治疗吗？

一般不需要治疗。本病因生理发育上的变异而发病，而且无自觉症状，无生理功能障碍，预后良好。且部分病人成年后可缓慢消退。但对一些单发、丘疹较大者可以做冷冻或激光治疗。

429. 什么是阴茎硬化性淋巴管炎，这种病是性病吗？

本病是由多种因素引起的阴茎淋巴管纤维组织增长、淋巴管硬化肥厚性改变的疾病。一般无自觉症状，为好发于冠状沟部位的弯曲的蚯蚓状的软骨硬度的索状物。临床多见于30～40 岁病人。

阴茎硬化性淋巴管炎发病原因不明确，但多见于创伤，局部机械刺激、病毒感染后，非性接触感染性疾病。故不是性病。因为一般无自觉症状，病程有自限性，多数患者可自行消退。

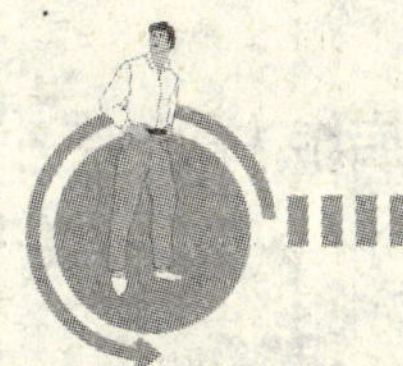

430. 什么是黏膜银屑病，这种病是性病吗?

该病是银屑病中的一个少见临床型。常发生在龟头及包皮的内面，皮损界限清楚，为光滑干燥性红斑，刮之有白色鳞屑。亦见于口腔及眼结合膜等处。损害为乳白色、灰白色或灰黄色的丘疹或肥厚斑片，周围有红晕，基底浸润，表面有浸渍状，剥离后见有点状出血。露出鲜红的糜烂面。该病可单发，但大多在身体其他部位有银屑病皮损。

黏膜银屑病虽然发生在龟头及包皮等生殖器部位，但并非性接触传染，所以不是性病。

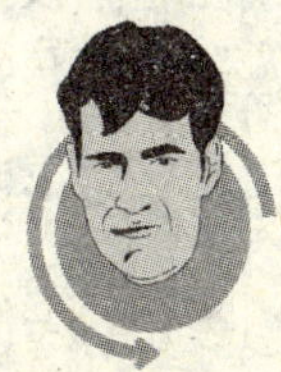

431. 患了黏膜银屑病怎么办?

由于龟头包皮出现红斑鳞屑性的黏膜损害，误认为患了性病，往往引起病人的心理恐慌，而“病急乱投医”，以致误诊误治。病人应到条件好的医院，明确诊断后，再行有针对性的治疗。

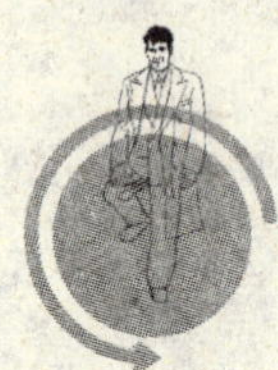

432. 黏膜银屑病怎样治疗?

该病只有少数单发，大部分同时有全身或其他部位的皮损。治疗应在医生的指导下，进行全身或局部的治疗。尤其是外用药物，应该使用一些浓度较低，刺激性较少的药物。

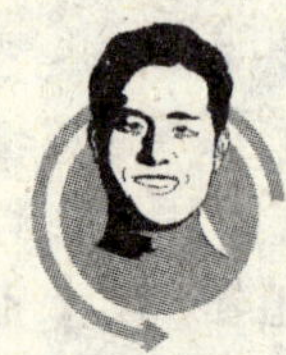

433. 黏膜银屑病影响性生活吗?

一般情况下不影响性生活，由于本病机械性刺激及外伤后可出现同形反应或加重病情，所以本病病人虽然不传染他人，仍应尽量减少或暂时避免过性生活。

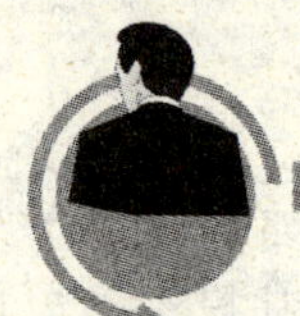

434. 什么是扁平苔藓?

该病好发于青年及成人。主要病变在皮肤及黏膜上，少数发病在指(趾)甲及毛发。典型皮损为粟粒或绿豆大，多角形，紫色或暗红色扁平丘疹。表面有蜡样薄膜及细浅的网状白色条纹(Wickham 纹)。

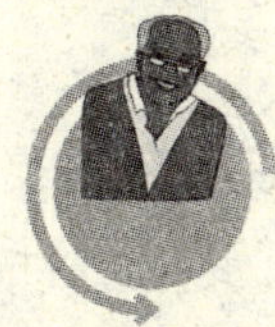

435. 生殖器黏膜扁平苔藓有什么特点?

生殖器黏膜是扁平苔藓的好发部位，男性多发于龟头，其次是包皮、阴茎及阴囊。女性多见于大阴唇内侧，其次为小阴唇、阴蒂、前庭、阴道及子宫颈。黏膜损害的特点为树枝状或网状的白色细纹。也可有充血、水肿、糜烂、溃疡、水疱、硬结等特殊类型的损害。

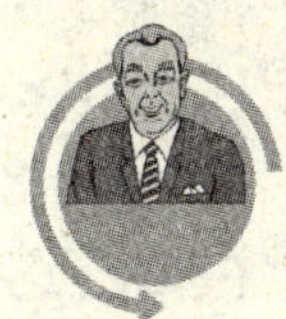

436. 生殖器扁平苔藓应与哪些病鉴别?

由于在生殖器黏膜发生红斑、鳞屑性皮损的病较多，与该病常易混淆的有硬化萎缩性苔藓、白斑病等，前者好发于外阴、肛门，为淡白色扁平丘疹，周围有红晕，丘疹表面有黑头粉刺样角质栓。晚期呈现羊皮纸样皱纹。后者仅发生在口腔及女阴黏膜。其损害为微隆起的白色小斑块，质较硬。而本病则为白色小丘疹、排列成细网状或树枝状。组织病理检查有助于鉴别诊断。

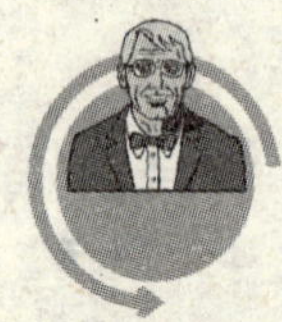

437. 生殖器扁平苔藓怎么治疗?

由于本病致病因素不肯定，目前常用药物首选如氯喹啉每次0.125克，日服2次，连续3个月。经济、方便、有一定疗效。其次为DDS，有人认为对本病有较好疗效。也可用维A酸1日3次，1次10毫克，损害局限者可予去炎舒松-A、去炎松加0.25%~0.5%普鲁卡因稀释后做损害局部封闭。每周一次，或对小范围的溃疡性损害及怀疑有癌变者，可行外科手术切除。

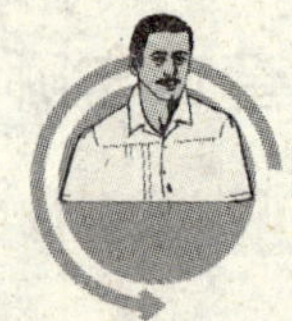

438. 什么是红色增生病，这种病是性病吗?

本病又叫Queyrat红色增生病，也叫红色肥厚病。是发生在外生殖器如龟头，包皮、阴唇的一种癌前期病变。又叫龟头原位癌。因为它不是通过性接触而获得的，所以不是性病。

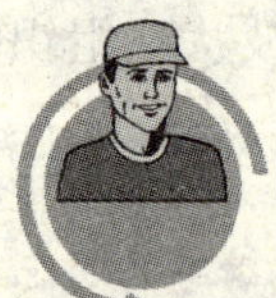

439. 红色增生病有什么临床表现?

本病多发生于包茎或包皮过长的龟头，少见于阴唇、口唇及颊黏膜。损害为边界清楚的红色斑块，略隆起于表面，发亮，呈圆形或卵圆形。单发或多发，互相融合，少数皮损呈天鹅绒状、颗粒状或乳头状，偶有破溃及糜烂。一般无自觉症状。呈慢性经过，少数病人最终可演变成鳞癌。

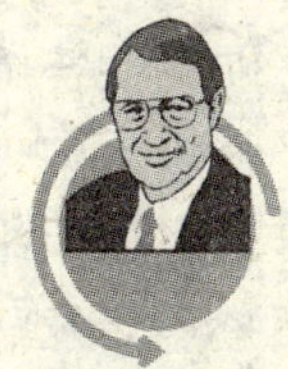

440. 红色增生病的病理特点是什么？

本病的病理特点为表皮不规则增厚，网状钉突延长，上皮细胞异形，大小形状不同、染色或多核，核丝分裂增加，有角化不良细胞，真皮炎性细胞浸润；似鲍温病样组织象。

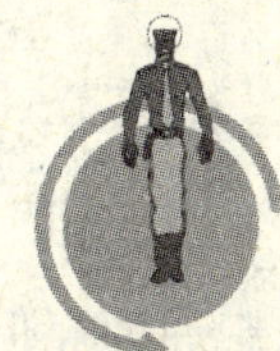

441. 红色增生病应与哪些疾病鉴别？

本病应与发生在龟头、阴唇部位的黏膜银屑病和黏膜扁平苔藓相鉴别。前者有红斑且有不同程度的鳞屑，同时身体其他部位可有银屑病皮损。病理有特征性改变。而后者皮损扁平，紫色或暗红色，连成环形、弧形或片状。病理象也不同。

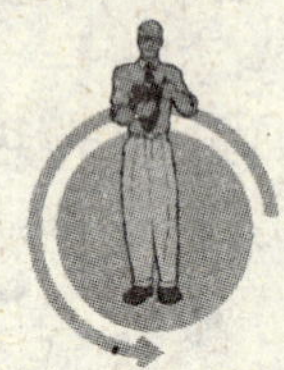

442. 什么是硬化性萎缩性苔藓，这种病是性病吗？

该病又称白色苔藓、硬斑病性扁平苔藓、硬化性苔藓。好发于男女外生殖器部位，皮损为瓷白色扁平丘疹，中央见有角栓，晚期出现羊皮纸样萎缩的一种疾病。最多见于绝经期妇女，也可见于女孩，后者到青春期常自然痊愈。发病率女多于男。女阴的硬化性萎缩性苔藓又叫女阴干枯。此病不是性病。

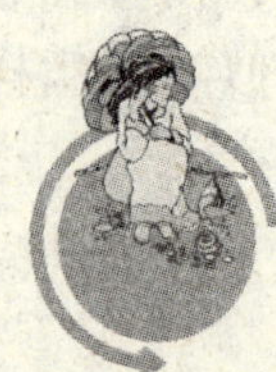

443. 硬化性萎缩性苔藓的好发部位是哪里？

本病最好发于女性的外生殖器及男性的龟头、包皮，也可见于肛门、躯干、脐周、颈、腋窝、乳房及腕屈面。但也有全身泛发病例。

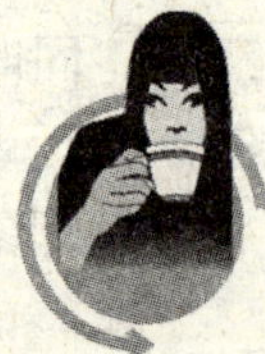

444. 硬化性萎缩性苔藓的特点是什么？

本病的皮损特点为瓷白色的扁平丘疹，中央有小的黑头粉刺样毛囊性角质栓。绕以红晕。丘疹初期为绿豆或更大之圆形、卵圆形或不规则形。界限清、有光泽，不融合，后期出现羊皮纸样萎缩，且可互相融合成界限清楚的白色斑片。晚期皮损萎缩成略微凹陷的瘢痕。

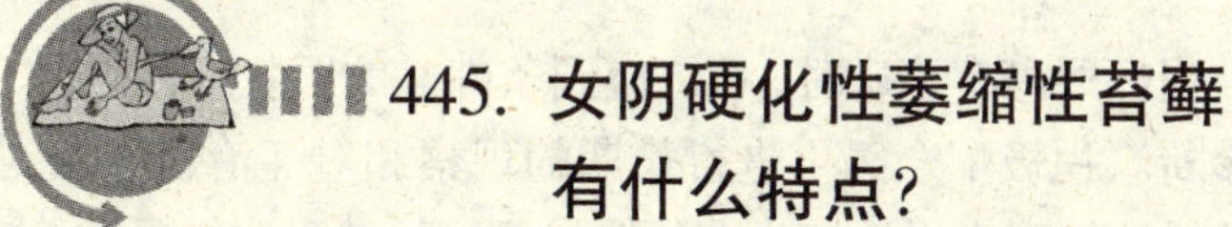

445. 女阴硬化性萎缩性苔藓有什么特点？

该病又叫女阴干枯，特征为界限清楚的淡白色损害，可累及大小阴唇，可延伸至会阴、肛周和腹股沟，伴瘙痒。由于搔抓可出现表皮浸渍褶烂，也偶可见水疱、大疱及出血性损害，常有疼痛感。有的肛周会阴部皮损呈“8”字形或哑铃的球部。大小阴唇、阴蒂及系带可完全萎缩，阴道口变窄。

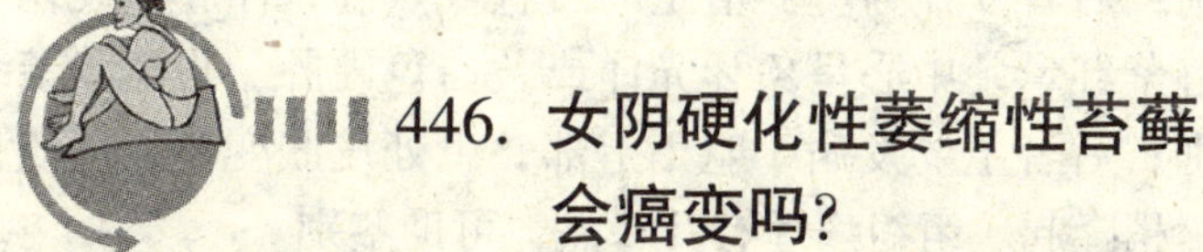

446. 女阴硬化性萎缩性苔藓会癌变吗？

有人对文献复习后认为本病鳞癌的发生率为3%，有临床观察报告发病率为6%，也有人在做女阴癌细胞检查时发现，竟有45%～61%的人有女阴硬化性萎缩性苔藓。尽管报告发病率不一致，但毕竟有一部分最终将发展为鳞癌，这是可以肯定的，应引起重视。

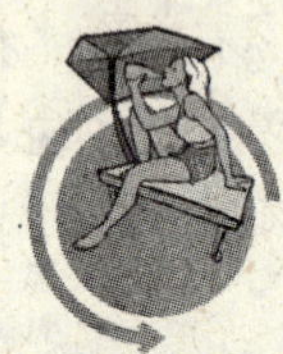

447. 患女阴硬化性萎缩性苔藓怎么办?

当怀疑患有该病时，病人应到条件好的医院进行检查，以明确诊断。积极配合医生进行长期的观察和对症治疗。做到能及时及早地发现皮损的变化。争取尽可能早地采取必要的治疗。

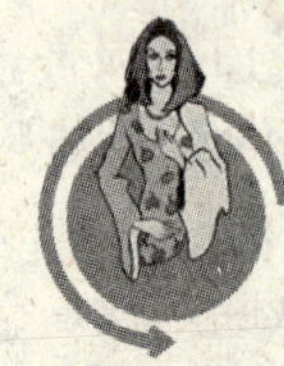

448. 硬化性萎缩性苔藓应与哪些疾病鉴别?

本病与扁平苔藓的区别，后者为紫红色扁平丘疹、萎缩发白、无羊皮纸样皱纹。与斑块状硬皮病与点滴状硬皮病的区别：后者皮损为境界清楚的斑状或点滴状浮肿、硬化、边缘有紫红晕，中心呈象牙光泽或黄白色硬肿。与斑状萎缩的区别；后者主要发病于躯干上部，患处皮肤变薄，呈淡蓝白色。稍隆起。组织病理有其特点，可助鉴别。

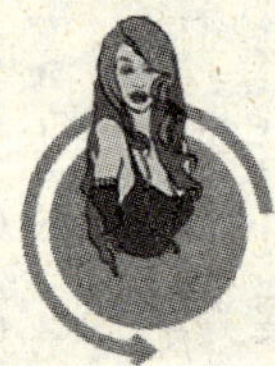

449. 硬化性萎缩性苔藓如何治疗?

患本病的部分病人，尤其是儿童和年轻女性患者可以自行消退，故一般早期不主张积极治疗。仅予以对症处理，如治疗外阴及肛周的瘙痒等。必要时可内服 Vit A 和 VitE、已烯雌酚、氯喹等。局部可用曲安西龙(去炎松)封闭。外用止痒剂等。因本病术后给病人造成的痛苦极大，且有 50% 的病例复发。所以，在没有较明显的恶变时，不主张早期手术切除。

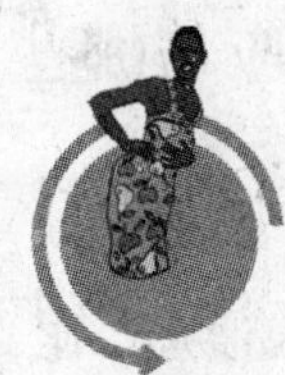

450. 什么是急性女阴溃疡，这种病是性病吗？

目前本病病因说法不一，部分人认为病因不清；部分人认为是由 Gram 阳性的粗大杆菌感染引起的女性外阴皮肤、黏膜的溃疡，伴有不同程度的全身症状。起病突然，病程一般 3 ~ 4 周。

本病是由 Gram 阳性粗大杆菌引起的女阴黏膜溃疡性病变。损害大小轻重不一，可不同程度地影响性生活，但此病属非性接触传染性疾病，故不是性病。

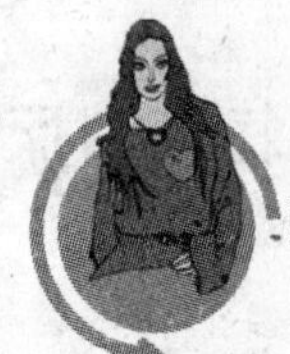

451. 急性女阴溃疡发病的部位及特点是什么？

本病好发于女性大小阴唇的内侧和前庭黏膜，溃疡自米粒大至 2 厘米不等，溃疡程度不同，轻者病变表浅，数量少，病程相对短，但可反复发作。一般无全身症状，重者溃疡面积大，病变深，发展快，常伴全身症状，起病急，附近淋巴结肿大，坏疽性溃疡常见于糖尿病、免疫功能低下者。溃疡大而深，周围红肿，中心坏死，愈后留有明显的瘢痕。全身及局部症状明显。

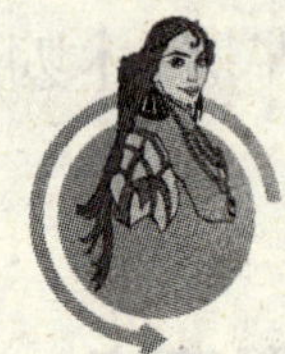

452. 急性女阴溃疡应与哪些疾病鉴别？

本病与白塞病的区别：后者是以口腔黏膜溃疡、眼部疾患、生殖器损害和皮疹四大症状为其特点，组织病理有其特征。生殖器疱疹则以其不洁性交史，生殖器部位反复起水疱、糜烂、血 HSV 阳性有别于本病。梅毒患者有不洁性交史、硬下疳、梅毒疹，病变处可查到螺旋体有助鉴别诊断。与真菌感染区别：多见于念珠菌感染，一般为年老、体弱者，皮损为光滑的亮红斑，界限清，损害处可查到念珠菌，可帮助诊断。

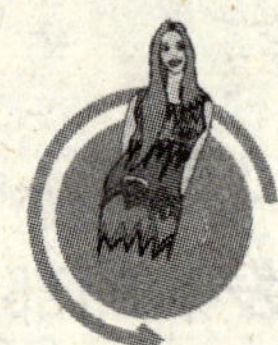

453. 急性女阴溃疡怎样治疗？

由于本病病因不肯定。目前尚无特殊治疗方法。部分病人病程有自限性。可依病人的具体情况给以皮质类固醇激素软膏及抗生素软膏外用。有明显全身症状者可给予皮质类固醇激素和抗生素。必要时可给予球蛋白肌注或全身支持疗法。

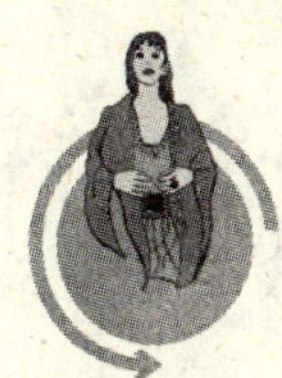

454. 什么是白塞病，它是性病吗？

本病又称眼、口、生殖器综合征。病因不明确，有感染学说及自身免疫学说，多发于青、壮年，男多于女。以口、外生殖器溃疡和虹膜炎三联症为其主要特点。也可出现多系统损害。由于此病为非接触性传染，所以不是性病。

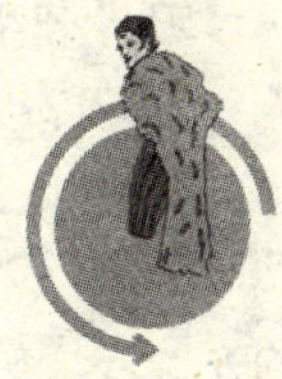

455. 白塞病生殖器溃疡临床有什么特点？

本病溃疡的发生女性多于男性。男性发生率低，症状亦轻，而女性大多数都有外生殖器溃疡。发生较早，且症状明显，皮损主要发生在大小阴唇，部分可发生于阴道和子宫颈。溃疡常伴有明显的疼痛，持续1～3周渐愈。伴有淋巴结肿大。深在性溃疡愈后留有瘢痕。

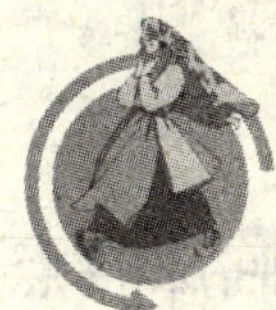

456. 白塞病生殖器溃疡应与哪些疾病鉴别？

(1)本病与女阴溃疡区别：发病年龄较小，多见于大小阴唇，起病急，溃疡大小不等，细菌学检查可查到肥大杆菌。

(2)与硬下疳的区别：本病溃疡不硬，有疼痛，并反复发作，无不洁性交史，查不到梅毒螺旋体。

(3)与生殖器疱疹的区别：生殖器疱疹有小水疱，之后破溃形成浅溃疡。病程较短，一周左右即可痊愈。血清中 HSV 阳性可确诊。

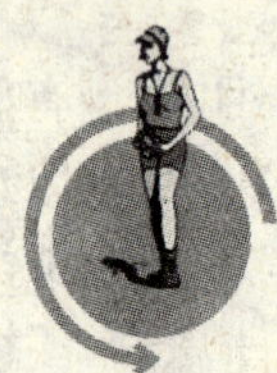

457. 白塞病生殖器溃疡应如何治疗？

在全身治疗的同时应注意外阴的清洁卫生，给予高锰酸钾液局部清洗。晾干后涂抗生素软膏。

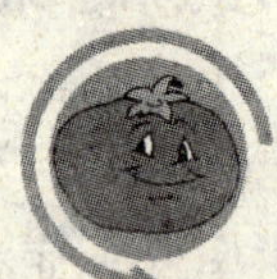

458. 什么是阴茎结核疹？

本病为发生于龟头部位局限性的丘疹、溃疡及瘢痕。有人认为结核疹应具有结核菌素试验阳性，同时有结核病存在，有抗结核治疗效佳的特点。但本病则多见于一般健康状况良好的年轻人。

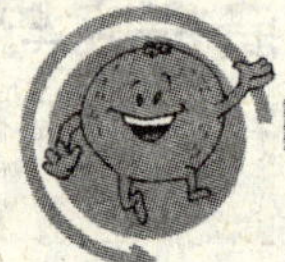

459. 阴茎结核疹的临床特点是什么？

本病的皮疹初期为粟粒大至豌豆大的丘疹和结节，呈红色或暗红色，边缘清楚、较坚韧。慢慢由顶部化脓，破溃形成溃疡，为潜凿形，基底坏死、被覆灰白色薄膜或稀薄脓性分泌物。病程 1～2 年，愈后留凹陷性瘢痕。

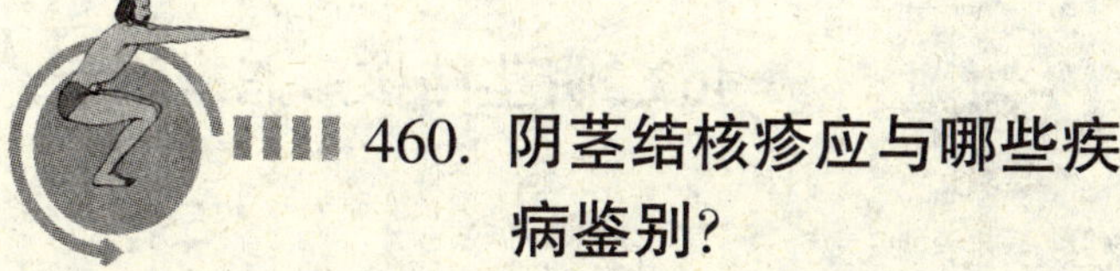

460. 阴茎结核疹应与哪些疾病鉴别?

本病与硬下疳的区别：后者有不洁性交史，溃疡为软骨样硬度，无痛。梅毒血清反应阳性，溃疡处能查到梅毒螺旋体，青霉素治疗有效。与软下疳的区别；后者有不洁性交史，自觉疼痛，有横痃发生，皮损处可查到杜诺凡嗜血杆菌，磺胺及四环素治疗有效。与生殖器疱疹的区别在于后者原发为小水疱、浅小溃疡，病程短，不遗留瘢痕。

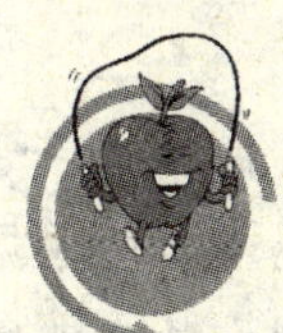

461. 阴茎结核疹的预后怎样?

因本病的皮损为潜凿性溃疡，可造成较深层组织的坏死，愈后可引起龟头萎缩变形，可不同程度地影响性生活。

462. 患了阴茎结核疹怎么办?

当疑本病时，即应及时到有条件的医院进行全面的体检，明确诊断，积极进行全身治疗和必要的局部治疗，尽可能地减轻局部组织破坏，促使其愈合，改善预后。

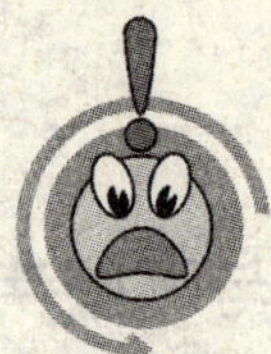

463. 阴茎结核疹怎样治疗？

本病的致病菌为结核杆菌。抗结核治疗应正规、系统、长程、有效。局部要保持清洁卫生，防止摩擦，对症处理，促进愈合。

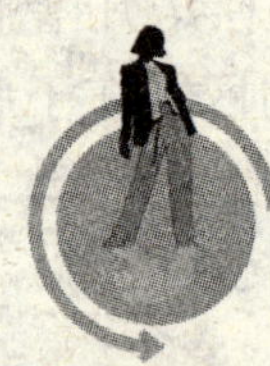

464. 什么是核黄素，什么是核黄素缺乏？

核黄素也叫维生素 B_2，为水溶性维生素 B 族中的一种。是以食物为能量来源的生化过程所必须的，可转化为活性磷酸化代谢物黄素单核苷酸和黄素腺嘌呤二核苷酸。二者均为组织呼吸的重要辅酶。当缺乏时可导致核黄素缺乏，引起一系列临床病症。

由于饮食摄入或因肠道疾病所致合成减少，而引起核黄素缺乏性唇炎、舌炎、口角炎、阴囊炎、结膜炎、角膜炎、脂溢性皮炎等。

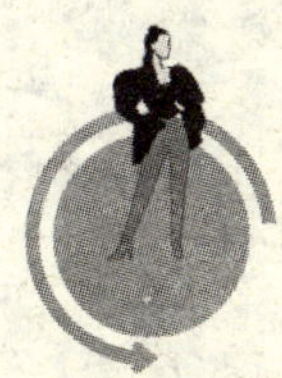

465. 核黄素缺乏所致阴囊炎有什么表现？

临床上根据该病皮损分为三型。①皮炎或红斑型最多见。皮损常对称分布于阴囊正中缝两侧，呈大小不等，界限清楚的淡红斑，被覆灰色或褐色发亮鳞屑，重者边缘有棕色厚痂；②湿疹型：为阴囊前壁限局性或弥漫性干燥、脱屑或结痂，日久浸润肥厚，皱纹加深，或有糜烂、渗液、化脓或皲裂。慢性经过时亦可见阴茎、包皮或会阴出现同样病变；③丘疹鳞屑型：此型最轻，亦少见，阴囊一侧或一处有针头至豆大圆形丘疹。上覆干燥粘着性灰白色发亮鳞屑或棕色痂皮。损害可少量存在，或密集成群，甚至融合成斑片。

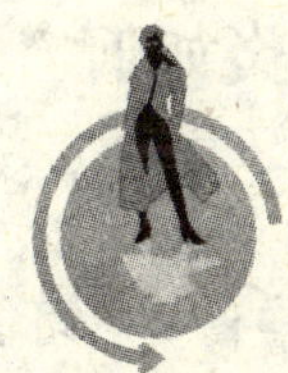

466. 核黄素性阴囊炎传染吗？

本病致病原因明确，属食物中含量不足，摄入减少或因肠道慢性疾病导致吸收、合成障碍造成核黄素的缺乏。而引起口、眼、阴部等多器官非化脓性炎症，而非传播疾病因素或接触所致。因此不属于性病也不传染他人。

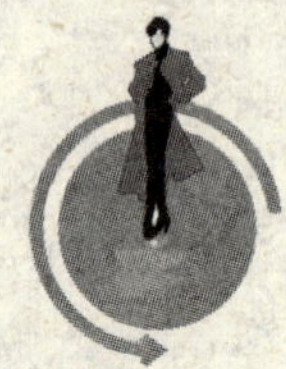

467. 患了核黄素阴囊炎怎么办?

当怀疑自己患有阴囊炎时，即应到有条件的医院就诊检查，当明确诊断后，应尽可能地找到致病原因，在去除病因的同时，可予以补充核黄素类药物。常用的方法为口服维生素 B_2 片剂。每日 40～50 毫克，分 3 次服。直至症状及体征消退。局部可给予保护性对症治疗，如用 1:5000PP 液洗患处，或用 3% 硼酸液湿敷。视病情外涂硼锌糊、湿疹膏、红霉素软膏等。严重时应限制活动，减少或避免摩擦。

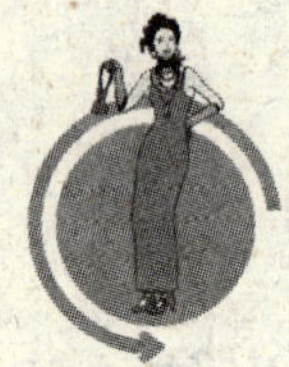

468. 核黄素性阴囊炎如何预防?

由于核黄素主要来源于食物，所以正常膳食要尽可能地多给予富含核黄素的新鲜食物，如动物的肝、心、肾、乳、蛋及黄豆、菠菜等。饮食条件受限时，可经常小剂量口服维生素 B_2 片，以补充饮食摄入不足。有慢性肠道疾患时，要积极治疗。并注意合理应用抗生素，保护肠内正常菌群，以利于维生素的合成和吸收。

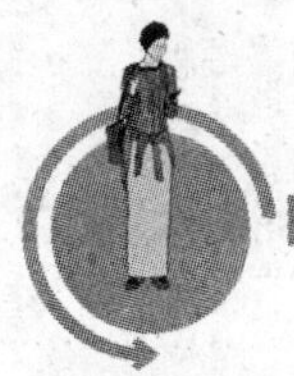

469. 何为瑞特(Reiter)病，这种病是性病吗?

本病又称 Reiter 综合征，或黏膜－皮肤－眼综合征，或组织抗原病等。其特点为非化脓性关节炎、尿道炎及结膜炎，可伴有环状龟头炎、口腔黏膜损害、虹膜炎及银屑病样皮肤改变。

由于本症病因不肯定，虽不是经典性病，但如为螺旋体、衣原体、支原体及淋球菌感染者则具有性接触传染性。除此以外原因者则不具有性接触传染性。

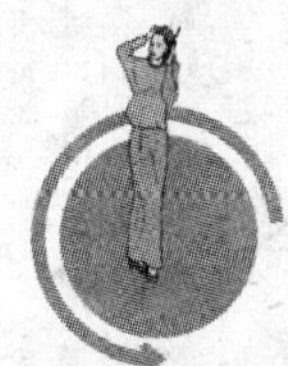

470. 瑞特病的病因是什么?

本病目前尚无明确的病因，最初认为是由于螺旋体感染所致，也有发生于淋病之后的，也有报告受衣原体或支原体感染引起的。痢疾病人中 1.4‰发生本病。由于本病皮损伴有蛎壳样银屑病皮疹，最终发生典型的银屑病，故也有人认为可能是银屑病的一种特异类型。有人调查发现，具有 HLA－B_{27} 抗原的青年男性，同族兄弟中均患有本病，即使生活、居住不在一地，也可有数人发生本病，故也认为本病有遗传倾向。

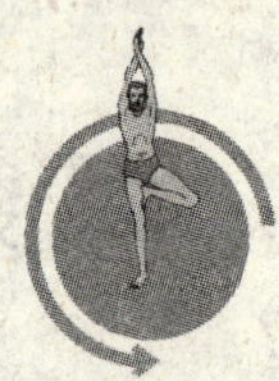

471. 瑞特病有什么临床特点？

本病主要表现为尿道炎、结膜炎、关节炎和皮肤黏膜的病变。上述四症可同时存在，也可先后发生。皮肤黏膜症状以蛎壳样银屑病及角化为主。头部、会阴、躯干、掌跖等处可见有小水疱、脓疱、角化过度、脱屑或多形性损害。泌尿道症状为血尿、尿痛、尿道有脓性分泌物。眼部症状，约50%发生有结膜炎。关节病变表现为红、肿、热、痛及功能障碍等急性关节炎症状。

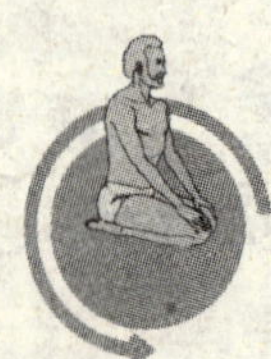

472. 瑞特病应与哪些疾病鉴别？

根据非特异性尿道炎、结膜炎、关节炎及皮肤黏膜之典型表现可以诊断。不典型病例需经观察随访才能确诊。临床应与白塞病区别，后者为虹膜睫状体炎、阿弗他口炎、生殖器疼痛性溃疡等病变，一般不发生尿道炎，皮肤为毛囊炎或结节性红斑，针刺同性反应阳性。另外有关节症状者应除外风湿性关节炎、淋病性关节炎及关节型银屑病、强直性脊柱炎等。

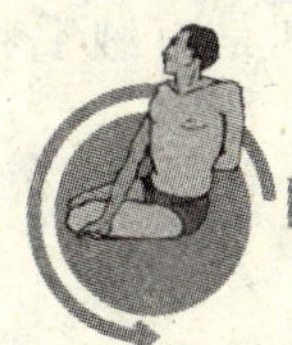

473. 患瑞特病还能同房吗?

如果本病发生于梅毒、淋病、非淋菌性尿道炎病中或病后，则应禁止过性生活。需经正规治疗完全治愈后才能恢复。即使非性病致病因素所引起者，也应限制性生活，以利于保护和促进康复。

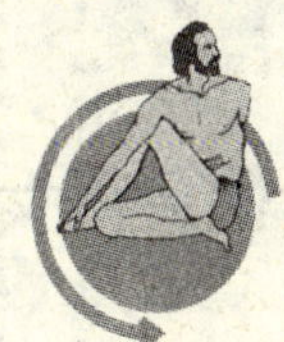

474. 患了瑞特病怎么办?

首先应该到有条件的医院就诊，以明确诊断。有性病者应正规治疗。在急性期应充分休息，并可服阿司匹林，每天2~4克，泼尼松每天40~60毫克。有关节及皮肤病变者可予甲氨蝶呤口服或注射。慢性期关节功能障碍或疼痛者，可口服氯喹和吲哚美辛(消炎痛)等。

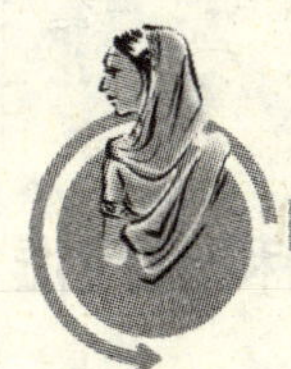

475. 什么是女性假性湿疣，这种病是性病吗?

假性湿疣又称多毛状小阴唇，是指在女性小阴唇的内侧有淡红色的丘疹，1~2mm 大小，呈多发性，聚集性，颗粒状，融合成片，左右对称分布；另一种表现是有绒毛状突起，犹如地毯绒毛。不是性病。

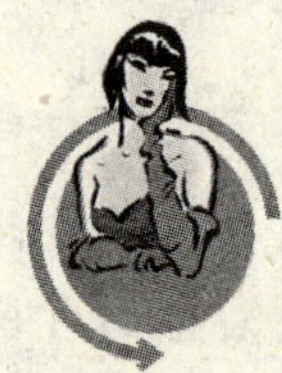

476. 正常女性患女性假性湿疣的有多少？

本病一般无自觉症状。多见于青年妇女，未婚和已婚均可发生，发病年龄主要在 18~40 岁之间，发病率为 16% ~18% 左右。

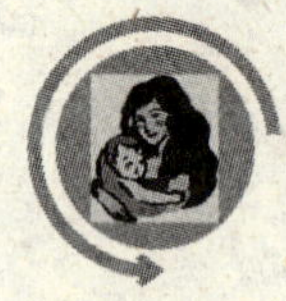

477. 为什么有些女性会得女性假性湿疣？

其病因尚且不清，有人提出与真菌的感染有关；也有人认为与外阴的长期慢性非特异性刺激或摩擦导致的腺体增生有关。其临床表现与尖锐湿疣有明显区别。但是，近年来被误诊为尖锐湿疣者不少见。尤其是患者看了报刊杂志后，常“对号入座”，怀疑自己是否患了尖锐湿疣，给自己带来不必要的心理负担。

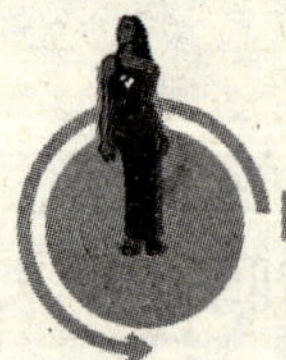

478. 女性假性湿疣和尖锐湿疣怎样区别？

多毛状小阴唇属非传播性疾病，病程较长，多在半年以上；皮损主要分布在小阴唇内侧面，左右对称分布；皮损为淡红色丘疹，也有的呈丝状。尖锐湿疣属传播性疾病；多在感染病毒 2～3 个月后发病，发展快，易复发；主要发生在阴道口、肛门、会阴、小阴唇等部位；皮损较大，如菜花样。

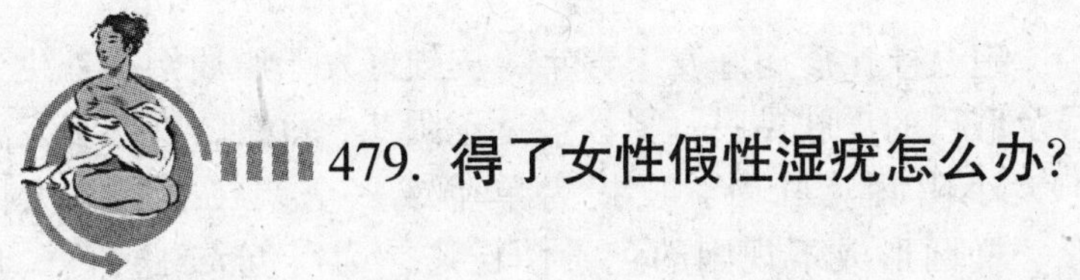

479. 得了女性假性湿疣怎么办？

假性湿疣是一种与发育有关的良性乳头状瘤，对健康无任何影响，且丘疹发展有自限性，因此一般不需要治疗，有的患者可由于体内激素的改变，或除去霉菌后，丘疹可逐渐自动消失。如有上述病情者，最好到正规医院专科门诊就诊，早日诊断，莫造成不必要的烦恼。

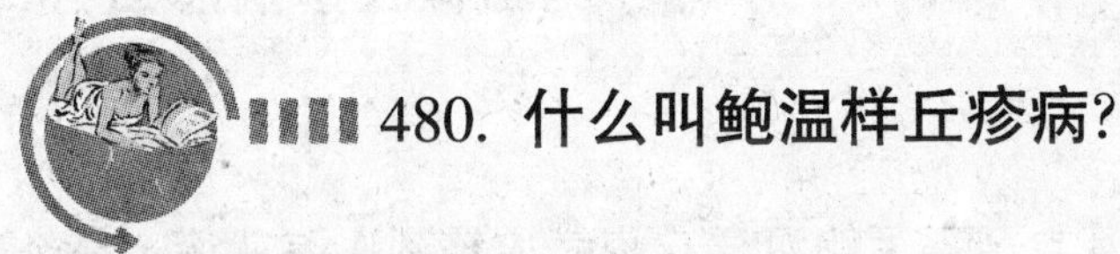

480. 什么叫鲍温样丘疹病？

鲍温样丘疹病主要特点是在生殖器部位发生单个或多个大小不等的斑丘疹，良性经过，而病理改变呈原位癌样改变。有关医学专家研究发现，本病的发生可能与病毒感染有关。

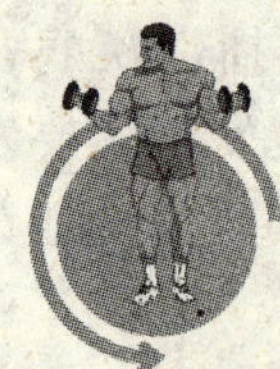

481. 鲍温样丘疹病有什么临床表现?

鲍温样丘疹病好发于青年，皮损好发于腹股沟、外生殖器及肛周的皮肤黏膜，男性多见于阴茎、龟头，女性多发生于大小阴唇及肛周。皮损为单个或多个粟粒至豌豆大圆形、椭圆形或不规则的色素性丘疹，为肉色或红褐色，丘疹表面可光亮或轻度角化，散在分布或群集排列成线状、环状，个别可融合成斑块。一般无自觉症状，少数病人偶有瘙痒及烧灼感。病程进展缓慢，少数患者皮损可自然消退，但易复发。

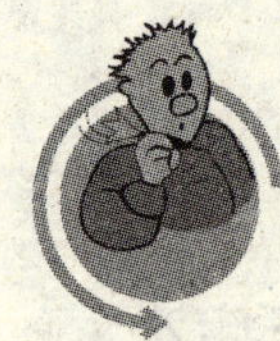

482. 得了鲍温样丘疹病怎么办?

怀疑自己得了鲍温样丘疹病应该到医院就诊，一经确诊应尽早治疗。电灼、冷冻、二氧化碳激光、手术等均可采用，但以手术切除效果最可靠，亦可局部外涂氟尿嘧啶软膏，每日 2 次，或外涂 0.025% 斑蝥素脂溶性乳剂，每日 1 次。

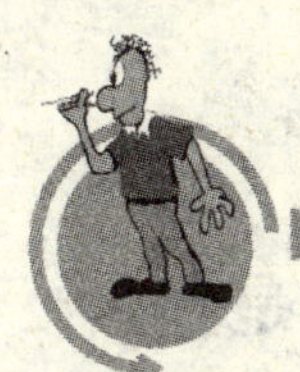

483. 什么是阴茎癌，有哪些临床特征?

阴茎癌是男性生殖器官肿瘤之一，诊断主要通过临床表现和病理切片检查。阴茎癌大体可分为乳头状型(或菜花型)及浸润型(或溃疡癌)两种。阴茎癌好发于40~60岁男性，起始于阴茎头和包皮内板，临床症状一般比较典型。早期阴茎癌可表现为阴茎头或包皮上皮肥厚，但不易被发现。继之阴茎头部出现丘疹、疣和菜花样斑块及溃疡，随后发生糜烂，边缘硬而不整齐，引起刺痛或灼痛，有脓性恶臭分泌物。晚期可呈菜花样从包皮口穿出。对于有包茎的病人，由于早期阴茎癌深藏于包皮深面，肉眼不能察觉，但可引起阴茎刺痒、疼痛，阴茎前端常有脓性分泌物流出。如果隔着包皮仔细触诊，可触及肿块或结节感，局部有触痛。晚期时肿瘤溃破海绵体筋膜及包皮向外突出，即出现阴茎癌的典型表现。

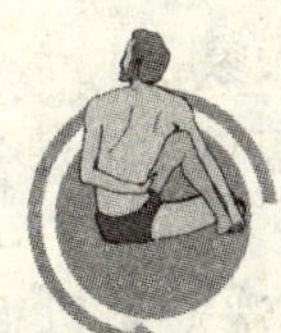

484. 什么情况下要怀疑得了阴茎癌?

根据以上典型表现，如发现阴茎头部肿块、溃疡伴有恶臭分泌物，溃疡边缘隆起，经久不愈，日趋扩展，则诊断阴茎癌多无困难。对于有包茎或包皮过长者，如隔着包皮触摸到可疑肿块的病人，必须施行包皮环切术，同时对肿块进行活检，作病理切片检查，以明确诊断。

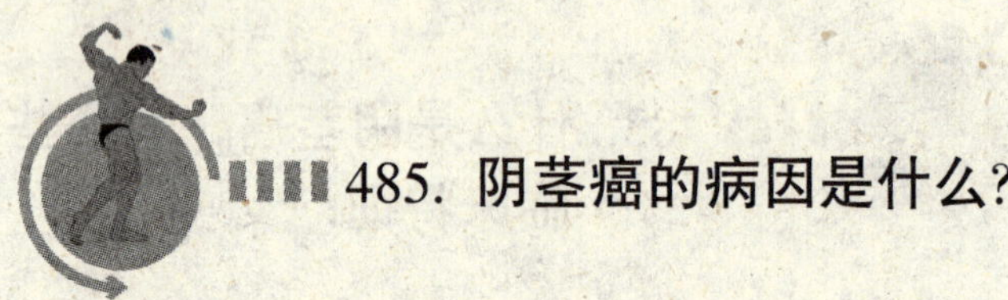

485. 阴茎癌的病因是什么？

现代医学认为，阴茎癌的发病与包茎或包皮过长密切相关，约有90%以上的阴茎癌病人合并包茎和包皮过长。犹太人则罕见阴茎癌，因其生后第八天即行包皮环节术。肿瘤可以生长在龟头、冠状沟及包皮上，像一个硬结节、斑块或乳头状病变，最终发展到浸润、溃疡及蕈样变，再进一步侵犯阴茎海绵体、尿道、腹壁。

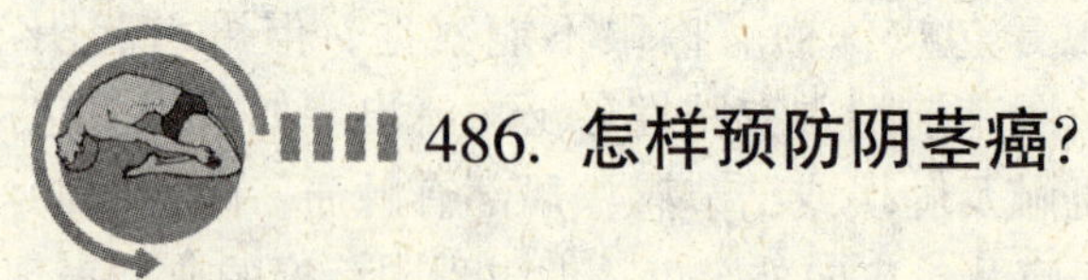

486. 怎样预防阴茎癌？

(1)加强卫生宣传，将有关预防知识告诉大家。

(2)包茎或包皮过长者，宜及早手术割除包皮，这是本病较为有效的预防措施。

(3)包皮过长者，应经常甚至每日翻转洗涤，以保持清洁。

(4)阴茎发生赘生物、白斑等，宜及时治疗，以防癌变。

(5)敷千金散等外用药时，药量宜少，同时不宜敷在正常组织上，以免中毒及损害正常组织。用药物后，如有分泌物渗出，宜随时擦净，以免损害皮肤。

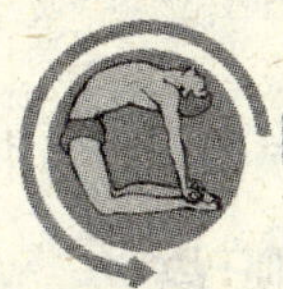

487. 是不是阴茎长结节都要怀疑阴茎癌?

阴茎结节并不等于阴茎癌。有的男性在阴茎上长了一个或多个结节，不知道是什么原因，便成了心事，惶惶不可终日，以为得了阴茎癌。的确，阴茎癌在发病时，患者可以在阴茎头部摸到硬结。但是有了结节并不等于阴茎癌，造成这种症状的原因还有以下几种：阴茎结核，起初为一小硬结，多出现于阴茎头，无任何不适，以后会出现溃疡；包皮结石，由于包皮外口狭窄，尿液或包皮垢滞留于包皮腔内，尿盐沉淀而形成结石，从外边可以摸到，能活动。病人平时无异常疼痛，或仅有阴茎局部轻微疼痛，阴茎勃起时疼痛明显，检查可在阴茎上摸到条索状硬斑块。

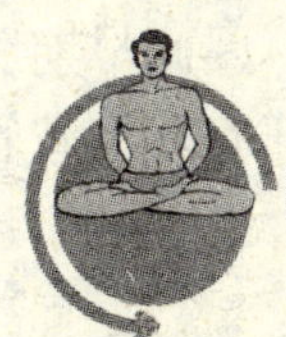

488. 阴茎癌与阴茎尖锐湿疣如何区别?

阴茎鳞状细胞癌应与阴茎巨大尖锐湿疣鉴别。后者体积常较大，形成菜花状充满于包皮内，有时可穿出包皮或压迫阴茎头引起海绵体萎缩或破坏，可有继发感染，形成溃疡，而误认为阴茎鳞状细胞癌。但巨大尖锐湿疣的乳头隆起较大，棘细胞层明显增厚，角化不全显著，在上皮的中、表层可见空泡细胞，各层细胞的分化及极向保持良好，基底膜完整，其下间质内有较多淋巴细胞浸润等，可与阴茎癌鉴别。但阴茎巨大尖锐湿疣也有可能恶变为鳞状细胞癌。

489. 什么是乳房外帕哲(Paget)病？

本病又名湿疹样癌，乳房外帕哲病多发于40~60岁的患者。皮损为外阴部位边界清楚的红色斑片，表面渗液结痂或角化脱屑，逐渐向四周扩散，数月或数年后形成湿疹样变，重者可形成溃疡，长期不愈，是一种特殊类型的癌性病变，多发生于女性乳房，也可发生于男性乳房及其他富有大汗腺的区域，因其临床表现甚似湿疹，常易误诊。病因及发病机制尚不明确。多年以来认为本病起源于皮肤，属于皮肤癌前病变，以后恶化侵入乳腺，但目前认为是起源于乳腺导管近开口处，早期为原位癌。这种导管内癌向内侵入乳腺或大汗腺上皮，而向外则侵入表皮，形成表皮病变。因此早期肿瘤细胞是在导管内，而不在表皮内。后期肿瘤细胞才突破管壁进入乳腺结缔组织内。

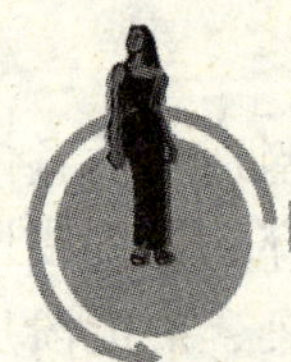

490. 乳房外Paget病发生在哪些位置？

发生于乳房以外富有大汗腺区域，由帕哲细胞引起的特殊类型的癌性疾病，又称乳房外湿疹样癌。发病部位为女阴、阴囊、阴茎、肛周、腹股沟、阴阜、脐窝等处。少数患者可伴发乳房湿疹样癌。罕见病例，可继于腺癌的发展，如从直肠到肛周区、从宫颈到女阴区、从膀胱到尿道、龟头或腹股沟。

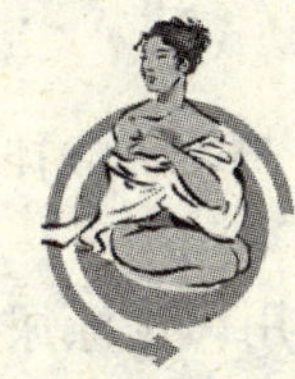

491. 怀疑自己得了乳房外 Paget 病怎么办?

首先要及时到医院就诊，以明确诊断。根据临床表现和组织病理检查可以确诊，但应与外阴湿疹、鲍温病及类湿疹样癌型原发性恶性黑素瘤鉴别。治疗时，行单纯皮损切除还是广泛性切除，应根据病变的位置与范围、复发的趋势及浸润的能力、转移方式等诸因素而定，外加双腹股沟淋巴结清除术。

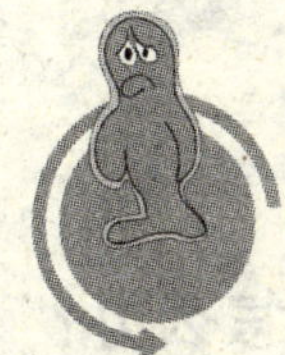

492. 什么是尿布皮炎?

尿布皮炎，俗称臀红，是婴儿臀部受尿液、粪便以及不洁或潮湿的尿布刺激、摩擦后引起，皮肤发红，重者可出现皮肤糜烂及表皮剥脱。

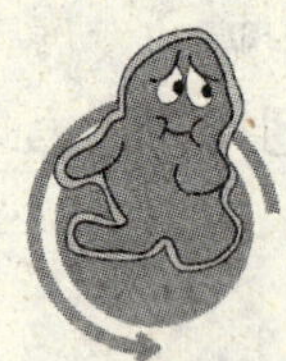

493. 怎样预防尿布皮炎?

(1)勤换尿布，换尿布后用清水清洗臀部，擦干，撒扑滑石粉或爽身粉。

(2)洗净尿布，忌将尿布未清洗烘干就使用。洗涤尿布时，可选用适合婴幼儿的专用洗涤剂，用清水洗涤多次，太阳下晒干。

(3)正确选用尿布，尿布宜选择白色、柔软、吸水性强的纯棉纱布，少用橡胶布、油布、塑料垫等。白天尽量少用纸尿裤，使用透气性好的纱、棉布为主，夜间可适当选用，以保证宝宝的夜间睡眠。

(4)如已出现红斑性损害，父母要给宝宝勤扑粉，如硼酸滑石粉、氧化锌扑粉。如出现糜烂，可用紫草地榆油膏外用。

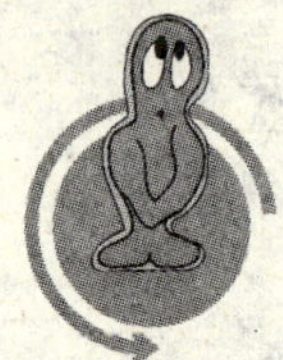

494. 得了尿布皮炎怎么办?

及时更换污湿尿布，用小毛巾浸湿温水后于臀部进行清洗，然后轻轻吸干臀部水分，打开药膏盖，用棉签醮上药膏，贴在皮肤上轻轻滚动，均匀涂药，最后换上清洁尿布。一旦发现尿布皮炎，禁用肥皂清洗臀部，涂抹药膏时，不可用棉签上下涂刷，以免疼痛或脱皮。

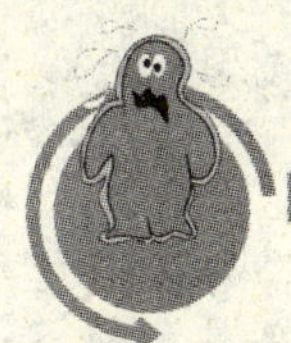

495. 什么是外阴白癜风?

外阴白癜风指外阴皮肤变白，变白部位表面光滑，皮肤弹性正常，与正常皮肤分界线非常明显，外阴瘙痒比较轻微。外阴白癜风“白斑”比较顽固，难以消除。

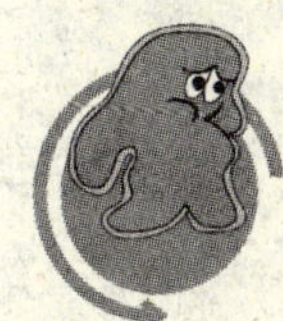

496. 得了外阴白癜风怎么办?

首先，发现外阴白癜风不要紧张，应该及时到有条件的医院确定诊断，以免将黏膜白斑等误诊为白癜风，贻误病情。确诊为白癜风后要避免局部机械刺激，如压力、摩擦等可促使白斑出现；有的白斑可以自己消失，对于不能自己消失的白斑，根据医生的建议进一步治疗。

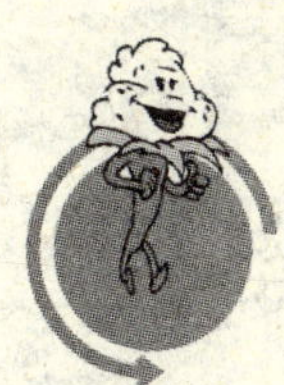

497. 什么是皮脂腺异位?

本病是皮脂腺的生理变异。青春期前后发病，逐渐增多，至成年期不再发展，好发于上唇、颊黏膜，也发生于外

生殖器，如阴茎、阴唇内，损害为帽针头大小的淡黄色或淡白色丘疹(彩图)，散在或群集，无自觉症状，

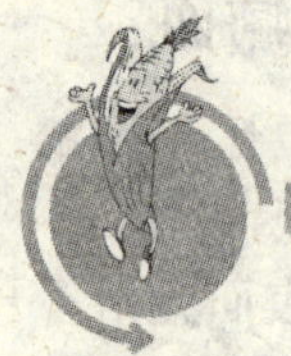

498. 得了皮脂腺异位怎么办?

皮脂腺异位对健康无妨，而在成年后有可能自然消退，得了该病一般不需治疗，如果有不舒服可以做电凝治疗，亦可液氮冷冻治疗。

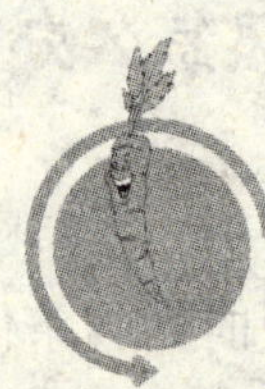

499. 什么是外阴瘙痒?

外阴瘙痒是女性常见病。它是指女性外阴部各种不同病变所引起的一种症状，常呈阵发性发作，发作时刺痒难忍，一般夜间加重。严重者坐卧不安，影响睡眠、生活和劳动。

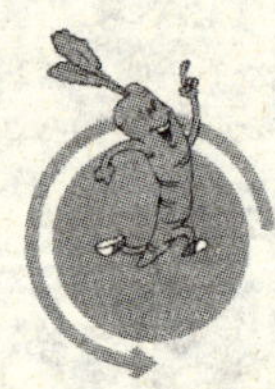

500. 为什么会得外阴瘙痒?

其常见原因有：①滴虫性阴道炎和霉菌性阴道炎引起白带过多，白带可刺激外阴部而发痒；②外阴部卫生不良，经

常被尿液浸渍或被经血、汗液刺激；③药物或化学品的刺激，如肥皂、高锰酸钾、红汞、外用避孕药，甚至避孕套等直接刺激或者由此引起过敏而造成局部瘙痒；④有的妇女使用橡皮或塑料月经带，穿着化学纤维内裤，亦可引起外阴瘙痒；⑤慢性外阴营养不良，可出现局部奇痒；⑥全身性疾病如糖尿病、黄疸、尿路感染以及精神心理因素等，均可能造成外阴瘙痒。得了外阴瘙痒症，应及时就医，找出原因，对症治疗，医生是可以为你解除痛苦的。

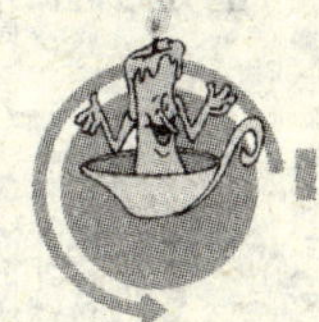

501. 得了外阴瘙痒怎么办?

(1)注意经期卫生，行经期间勤换月经垫，勤清洗。

(2)保持外阴清洁干燥，不用热水烫洗，不用肥皂擦洗。

(3)忌乱用、滥用药物，忌搔抓及局部摩擦。

(4)忌酒及辛辣食物，不吃海鲜等极易引起过敏的药物。

(5)不穿紧身兜裆裤，内裤更须宽松、透气，以棉制品为宜。

(6)局部如有破损、感染，可用 1:5000 高锰酸钾液(在温开水内加入微量高锰酸钾粉末，使呈淡红色即可，不可过浓)浸洗，每日 2 次，每次 20~30 分钟。

(7)就医检查是否有霉菌或滴虫，如有应及时治疗，而不要自己应用“止痒水”治疗。

(8)久治不愈者应作血糖检查。

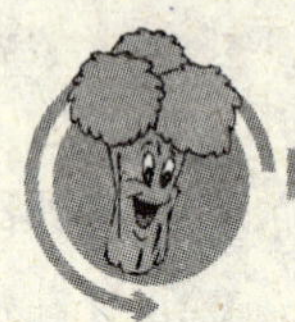

502. 什么是阴囊湿疹？阴囊湿疹是性病吗？

它是一种阴囊过敏性皮肤病。是以阴囊剧烈瘙痒，出现红斑、丘疹、水疱、脓疱、渗出、糜烂、结痂、肥厚、鳞屑等多种皮损，反复发作，迁延不愈为特征的一种疾病。阴囊湿疹是阴囊最常见的皮肤病，属于过敏反应，也是男子常见的性器官皮肤病，不是性传播性疾病。

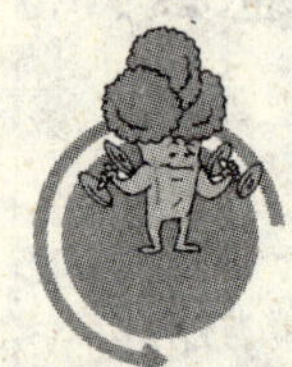

503. 什么人容易患阴囊湿疹？

阴囊湿疹的原因比较复杂，有内部因素，又有外部因素。过敏体质的人，精神长期紧张、情绪变化起伏较大的人易患本病；另外，患有一些疾病，如慢性消化系统疾病、胃肠功能紊乱、内分泌失常、新陈代谢障碍的人，在外部因素的作用下，也易患本病。外部的因素包括：①生活、工作的环境潮湿，空气的湿度比较大；②外界刺激，寒冷或炎热，出汗比较多，过度的搔抓等；③内裤较紧，或异物摩擦，穿化纤的内裤都可以诱发阴囊湿疹。

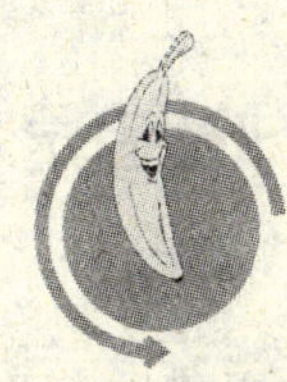

504. 得了阴囊湿疹怎么办?

由于阴囊湿疹和其他部位的湿疹一样与过敏有关，所以用于治疗过敏的药物都可以用来治疗阴囊湿疹。如常用的一些抗组胺药，常用的有赛庚啶2毫克，每日3次；氯苯那敏(扑尔敏)4毫克，每日3次；去氯羟嗪(克敏嗪)25毫克，每日3次；阿司咪唑(息斯敏)10毫克，每日1次。外用药主要是一些弱效的皮质类固醇激素软膏，如去炎松软膏、肤乐软膏、尤卓尔软膏等。

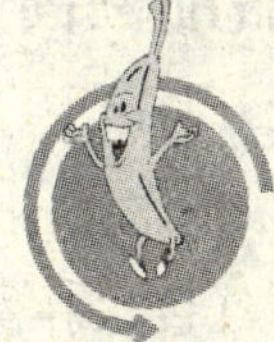

505. 如何才能避免患阴囊湿疹?

内裤宜宽松舒适，最好为纯棉制品，不要穿过紧的内裤。及时换洗内裤，尤其是运动后，要及时清洁换洗内裤。

饮食上，多食新鲜的蔬菜和水果，不吃或少吃腥辣之品。

有阴囊瘙痒时，要积极治疗，勿过度搔抓和烫洗，尤其是勿用肥皂水烫洗。

506. 什么是生殖器部位固定性药疹?

由药物引起，是药疹中常见的类型。其中以磺胺药物如复方新诺明引起的最多见，其次为四环素和解热镇痛类药物。发生药疹后局部常有灼热和痒的感觉，糜烂后感觉疼痛，经适当休息和治疗，3 周左右即可治愈。发生于阴部，有红肿，常破溃、糜烂，也有复发，要仔细地询问病史。

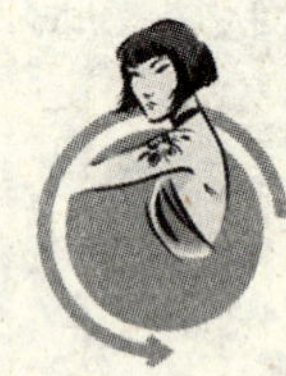

507. 怎样识别生殖器部位固定性药疹?

该药疹为圆形或椭圆形的局限性红色或紫红色水肿性红斑；中央可以有水疱；痊愈后会留下色素沉着；每次服用同样的药物后在同一个部位发生；女性易于发生于大小阴唇，男性依次好发生于龟头、包皮、冠状沟、阴囊、阴茎系带。

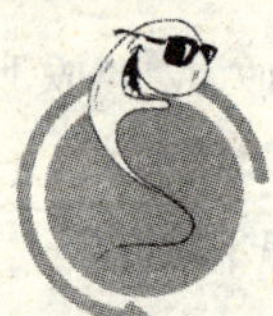

508. 龟头固定药疹有什么表现?

表现为龟头处出现一个圆形或椭圆形的斑块，大小不定，中央呈紫红色肿胀，周围色红，局部可有痒或灼热感。

严重者中央迅速发展为水疱，破溃后形成糜烂面，经十多日才能愈合，且多遗留有色素沉着，须经数月至1年才能逐渐消退。以后，患者每服该致敏药物，患处皮疹就会复发，而且面积会越来越大。

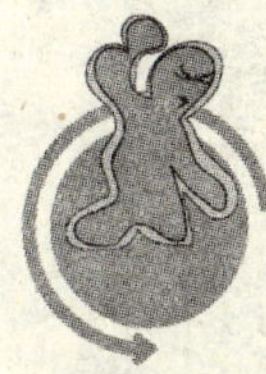

509. 哪些药物可以引起龟头固定药疹？

龟头固定药疹常因口服磺胺类、巴比妥类、解热止痛药后，于服药的1日内，甚至数分钟突然发病。

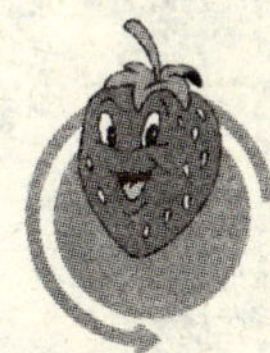

510. 如何避免患龟头固定药疹？

固定药疹的预防重于治疗。患者应牢记自己过敏的药物，在看医生时应主动说明，并且绝不能再用那些药物。一旦发病应立即停服致敏药物，轻者可外用抗菌素软膏，内服苯海拉明治疗。重者应及早就医，请医生诊治。

（李　军）

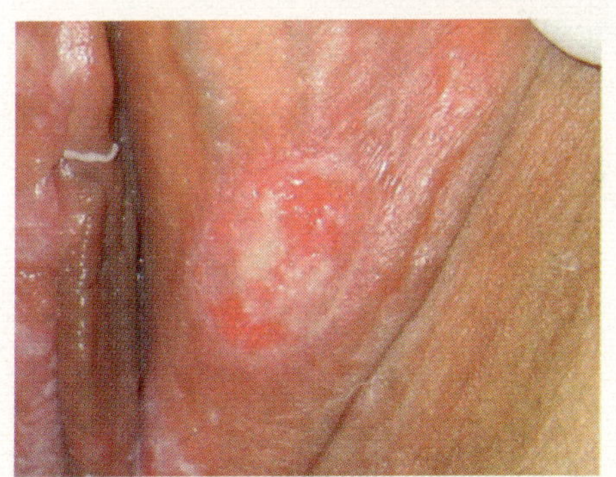

梅毒（1）

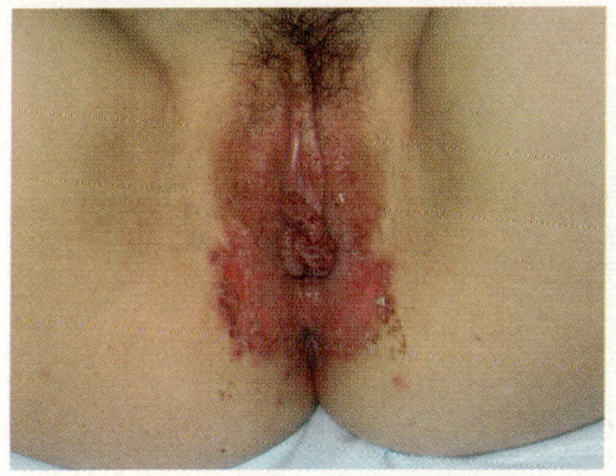

梅毒（2）

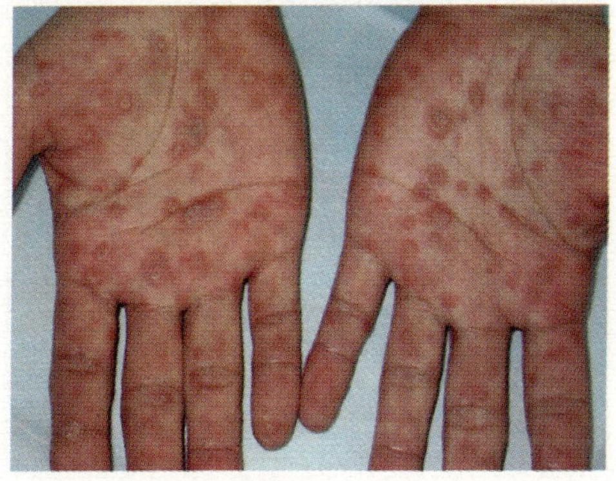

梅毒（3）

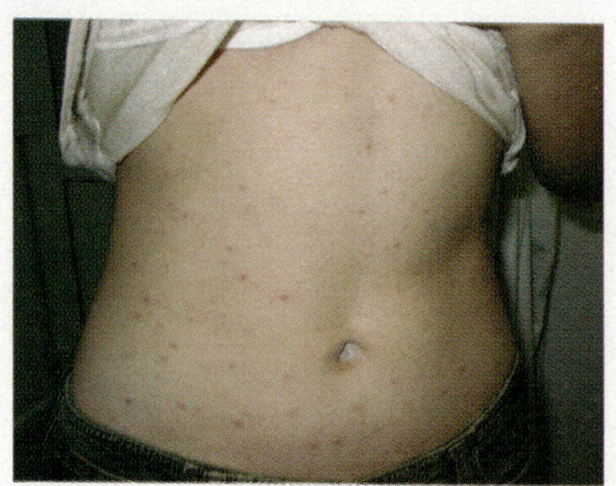

梅毒（4）

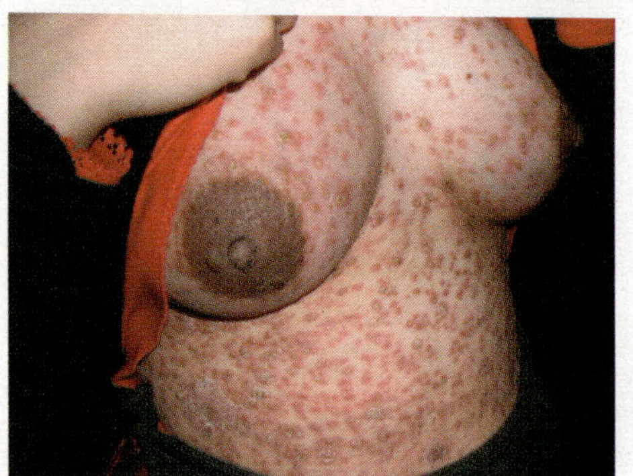

梅毒（5）

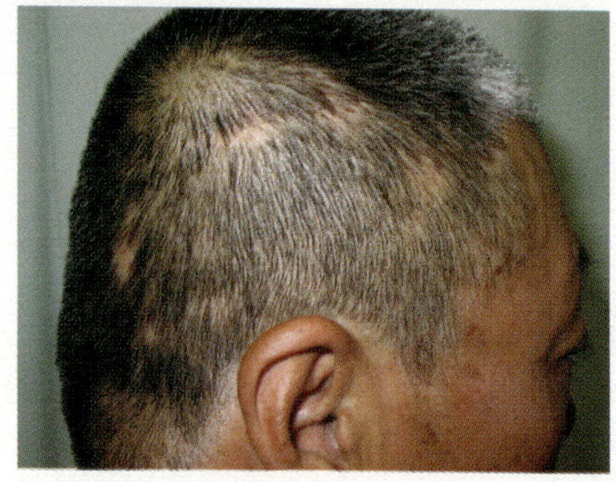

梅毒（6）

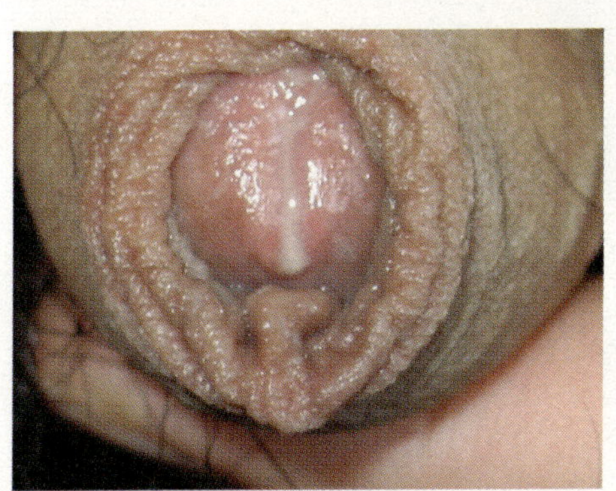

淋病

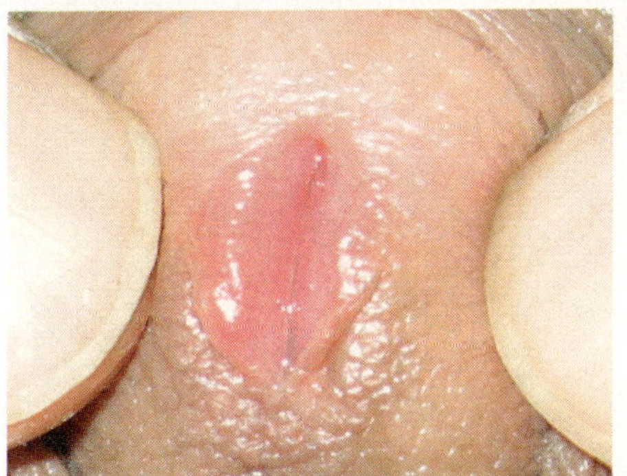

非淋菌性尿道炎

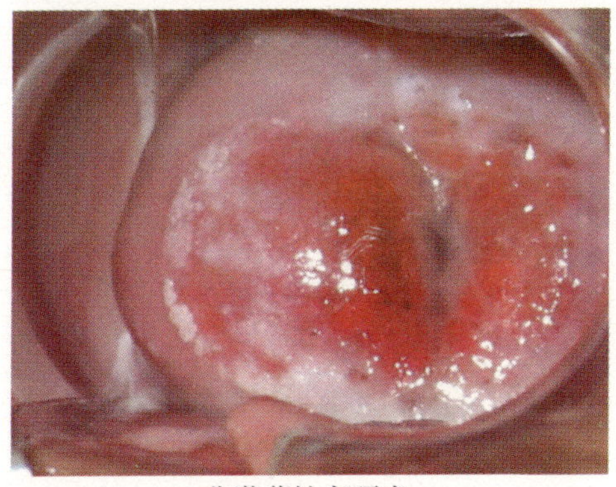

非淋菌性宫颈炎

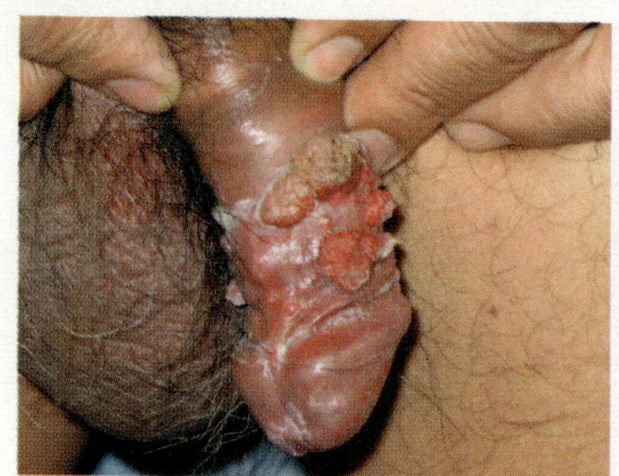

尖锐湿疣（1）

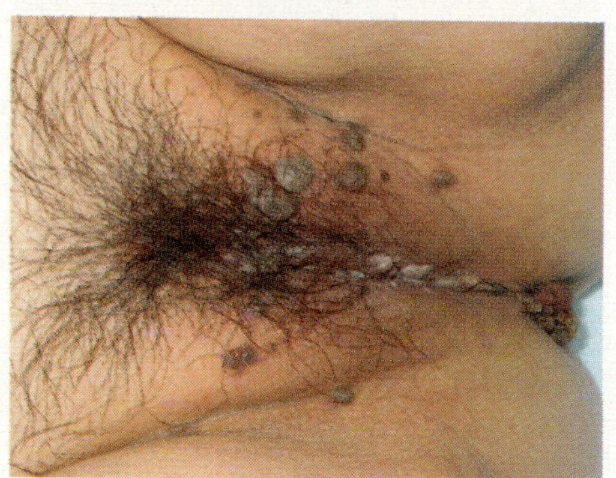

尖锐湿疣（2）

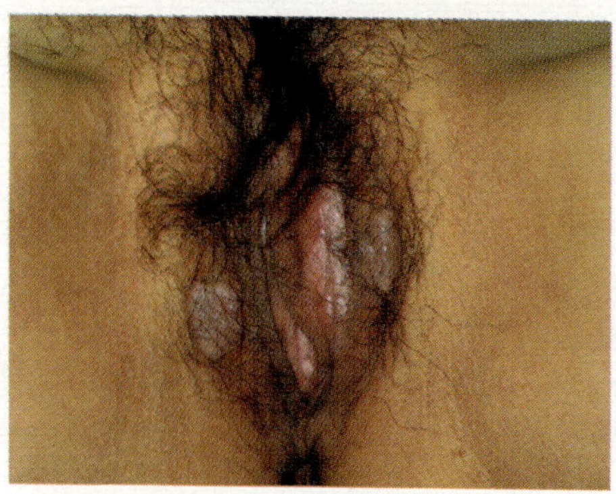

尖锐湿疣（3）

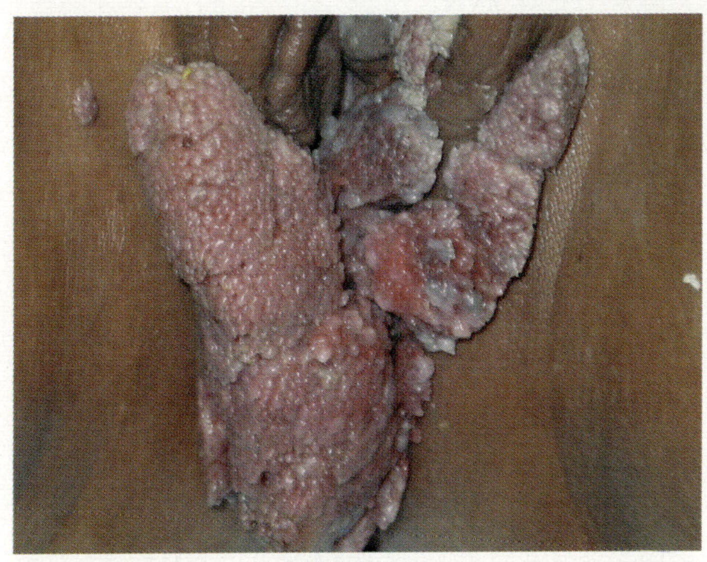

尖锐湿疣（4）

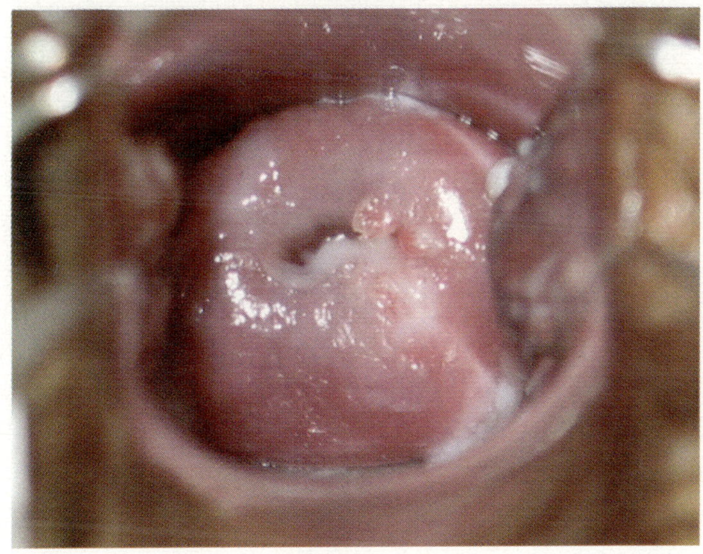

尖锐湿疣（5）

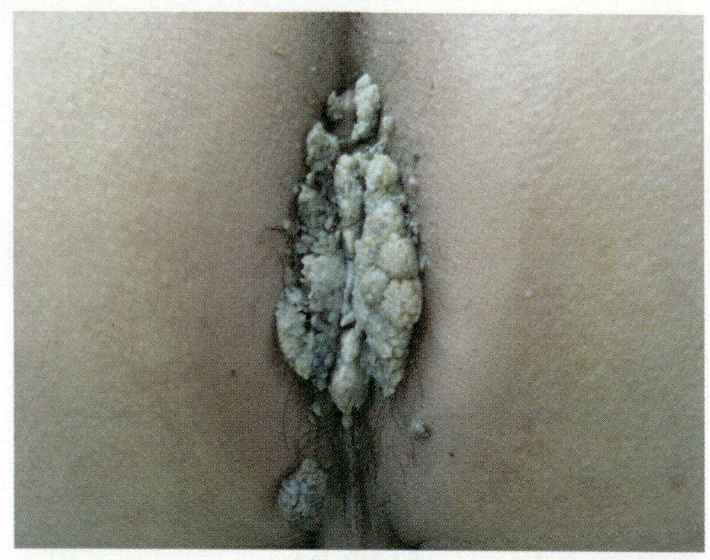

尖锐湿疣（6）

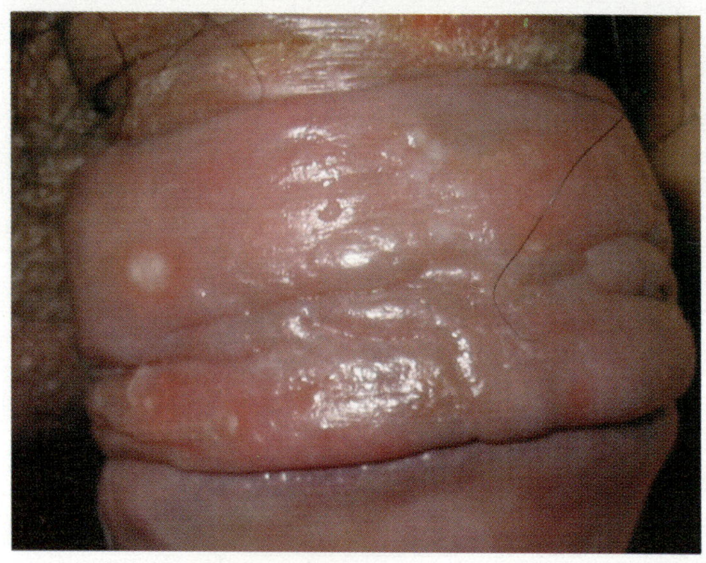

生殖器疱疹（1）

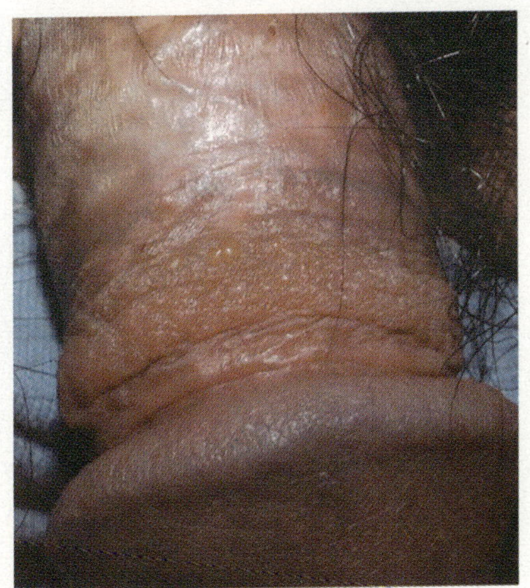

生殖器疱疹（2）

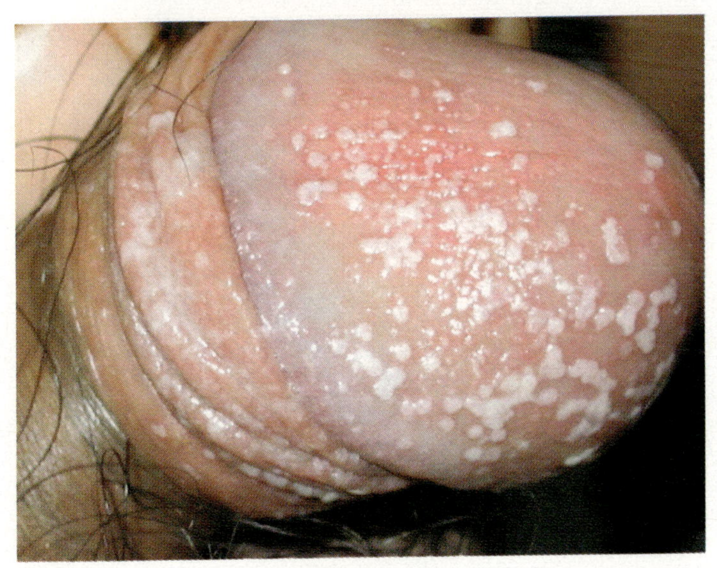

霉菌性龟头炎

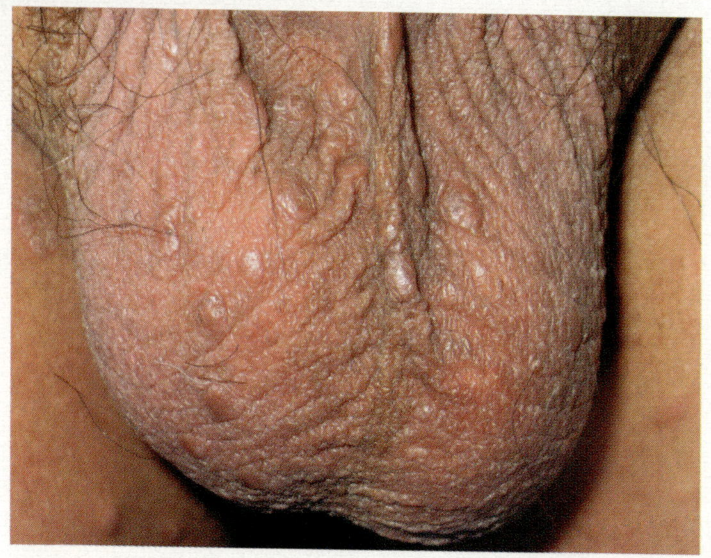

疥疮

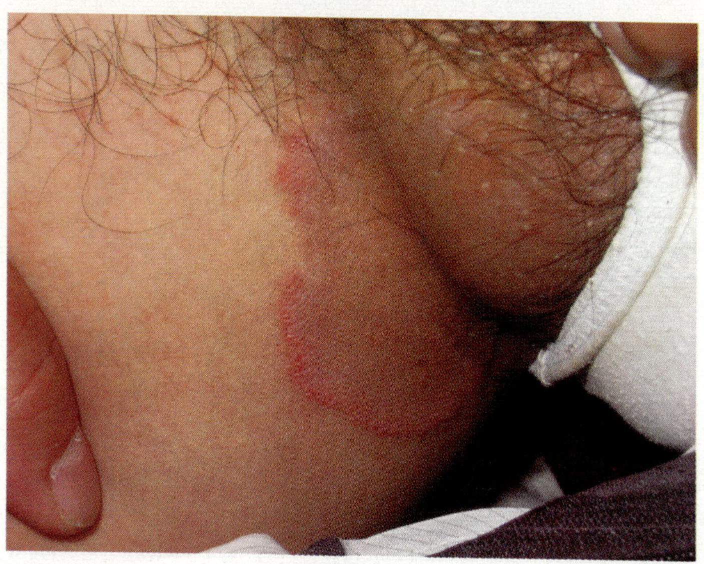

股癣